U0883598

普通医药院校创新型系列教材

护 理 研 究

张 瑜 万小娟 主编

科 学 出 版 社
北 京

内 容 简 介

本教材根据护理科学研究的特点，按照护理研究基本步骤的顺序来编写，主要内容包括护理研究中的伦理问题、医学文献检索、护理研究的选题、护理研究的设计、护理研究的实施、科研资料的分析、质性研究、护理研究论文的撰写，同时还加入了护理科研的管理、护理科研成果鉴定与申报奖项，以及护理研究专利的申请等内容。本教材结合继续教育特点，内容简练、系统，每章前有“学习要点”，章后有“小结”与“思考题”，同时穿插“案例分析”与“知识拓展”，便于学生抓住重点。

本教材可供普通医药院校护理学专业本、专科学生，在职临床护理人员，继续教育学员，以及从事各层次护理专业教学、管理工作者参考、学习使用。

图书在版编目(CIP)数据

护理研究 / 张瑜，万小娟主编. —北京：科学出版社，2018.3
普通医药院校创新型系列教材
ISBN 978-7-03-055463-5

Ⅰ. ①护… Ⅱ. ①张…②万… Ⅲ. ①护理学-医学院校-教材 Ⅳ. ①R47

中国版本图书馆 CIP 数据核字(2017)第 283507 号

责任编辑：闵 捷
责任印制：谭宏宇 / 封面设计：殷 靓

科学出版社 出版
北京东黄城根北街 16 号
邮政编码：100717
http://www.sciencep.com
南京展望文化发展有限公司排版
广东虎彩云印刷有限公司印刷
科学出版社发行 各地新华书店经销
*
2018 年 3 月第 一 版 开本：889×1194 1/16
2025 年 2 月第十次印刷 印张：9 1/2
字数：255 000

定价：39.00 元

(如有印装质量问题，我社负责调换)

普通医药院校创新型系列教材

专家指导委员会

主任委员

龚卫娟

委　员

（按姓氏笔画排序）

丁玉琴	万小娟	王　艳	王劲松	刘永兵
刘佩健	许正新	李吉萍	李国利	肖炜明
吴洪海	张　菁	张　瑜	陈玉瑛	郁多男
季　坚	郑　英	胡　艺	胡兰英	祝娉婷
贾筱琴	龚卫娟	康美玲	梁景岩	葛晓群
程　宏	谢　萍	窦英茹	廖月霞	

普通医药院校创新型系列教材

《护理研究》
编委会

前　言

为了适应当前我国卫生保健事业和医药院校新型护理专业发展及人才培养的需要，在杨州大学护理学院的支持下编写了本教材。

本教材以高等医药院校护理学专业本科教学大纲的要求为依据，力求体现护理学科的专业特点，并与国家护理学专业本科生的培养目标保持一致，以掌握基本理论、基本知识和基本技能为出发点，着重体现教材的科学性、先进性、启发性和实用性。

本教材在编写中注意反映当前护理学科的发展状况，同时也参考和吸取近年来国内外相关教材中先进的编写方式和新的内容。按照护理研究的基本步骤将教材分为十二章，内容包括绪论、护理研究中的伦理问题、医学文献检索、护理研究的选题、护理研究的设计、护理研究的实施、科研资料的分析、质性研究、护理研究论文的撰写、护理科研的管理、护理科研成果鉴定与申报奖项以及护理研究专利的申请。通过系统的学习，学生可从整体上认识护理研究的过程，初步掌握护理研究的基本方法。此外，每章增加了本章“学习要点”“小结”和“思考题”，同时增加了“案例分析”和“知识拓展”，帮助学生思考和理解。

本教材的编写团队由教学、科研第一线的护理专业教师和预防统计专职教师组成。编写分工如下：第一章绪论（万小娟、王小洪）；第二章护理研究中的伦理问题（康美玲）；第三章医学文献检索（徐慧文）；第四章护理研究的选题（廖月霞）；第五章护理研究的设计（张瑜）；第六章护理研究的实施（张瑜）；第七章科研资料的分析（孙蓉）；第八章质性研究（廖月霞）；第九章护理研究论文的撰写（戴华）；第十章护理科研的管理（万小娟）；第十一章护理科研成果鉴定与申报奖项（王劲松）；第十二章护理研究专利的申请（祝娉婷）。

本教材编写过程中，得到了编委会的大力支持，得到了扬州大学护理学院各级领导的重视和支持，在此深表感谢。

护理科研日新月异，每一天都有新的发现和新的挑战，加之可供参考和借鉴的资料不多，更由于编者的水平所限，错误和疏漏在所难免。我们真诚地期望广大护理界同仁予以斧正，以便进一步修订和完善。

主编

2017年10月7日

目　录

第四章　护理研究的选题　027

第五章　护理研究的设计　038

第六章　护理研究的实施　054

第七章　科研资料的分析　069

第十一章 护理科研成果鉴定与申报奖项 124

第十二章 护理研究专利的申请 129

推荐补充阅读书目及网站 136

主要参考文献 137

第一章

绪　论

学习要点

- **掌握：**① 护理研究的概念；② 护理研究的基本步骤。
- **熟悉：**护理研究的特点及意义。
- **了解：**护理研究的发展历史。

第一节　护理研究的概述

一、护理研究的概念

护理学是一门在自然科学与社会科学理论指导下的综合性应用学科，是研究有关预防保健和疾病防治过程中的护理理论与方法的科学。随着医学科学的发展，护理活动的内容迅速增加和更新。现如今，护理学的功能是明确并处理个人、家庭、社区和群体对各种健康问题的反映，提供健康照护。

护理研究是应用科学、系统的方法反复探索、回答和解决护理实践过程中出现的现象，揭示护理现象的本质，产生新的护理思想和护理知识，直接或间接地指导护理实践。

护理研究是应用科学的方法系统、反复地解释护理实践过程中出现的现象，探索护理活动的规律，揭示护理现象的本质，从而解决护理过程中的问题，直接或间接地指导护理实践。近 30 年来护理研究有了飞速的发展，为护理临床实践提供了大量的证据基础，但仍有大量的问题需要通过护理研究去解决和揭示。

二、护理研究的特点

护理研究多是以人为研究对象的，因此护理研究具有其特殊性，主要表现在：① 研究对象的复杂性：护理对象具有较大的个体差异，包括功能、形态等生物属性以及心理特征、语言方式、文化背景、社会活动等社会属性。这些因素会增加护理研究的复杂性，在研究中，应该充分考虑这些因素对数据的影响。② 测量指标的不稳定性：由于研究对象在生理、心理、社会、文化、精神等领域的差异性，测量指标的结果变异性和离散性会较大，尤其是某些心理社会指标不能直接获取，也不能精确测量，需要通过间接的方法获取，这样更增加了研究的误差。③ 护理研究的伦理要求：由于护理研究的对象大多是人，因此需要特别避免研究过程中对患者健康带来的不良影响。

笔记栏

三、护理研究的意义

护理学成为一门独立的综合性学科，是护理研究的一个伟大的里程碑。护理研究有利于护理专业化的形成和发展。作为专业的标准之一,便是专业能够不断地用科学研究的方法巩固和凝练其知识体系。护理研究能够使护理临床实践更有科学依据,更有说服力,也更见成效。由于护理的含义在于通过护理工作使患者处于最佳状态,为患者恢复健康提供理想的环境和支持,尽可能地解除或减轻患者的痛苦,实现这一目的的根本是靠科学的护理,而科学的护理来自科学的研究。只有通过科学的研究,才能使护理活动领域中的问题、现象得到理性的认识,使护理理论不断地更新,从而不断推动护理学科向前发展。

四、护理研究的发展历史

护理作为一门新兴的学科,开展研究的历史并不长,最早的护理研究始于弗洛伦斯·南丁格尔在英、法、俄克里米亚战争期间发表的《护理笔记》,该研究通过观察法和统计分析法,分析了医院感染相关问题,通过改善医院环境、加强伤员心理抚慰等做法,大大减少了伤员的死亡率。

20 世纪初至 20 世纪 40 年代是护理研究的初级阶段和形成阶段。此阶段主要关注的是护理教育方面的研究,强调对护士需要加强高等护理教育。1923 年,耶鲁大学成立护理系。同时,也开始注重临床护理方面的研究,研究重点是改进护理工作的程序和各项工作之间的资源分配问题。

20 世纪 50 年代是护理研究的发展阶段。这一阶段的护理研究逐渐从医院护理教育转向以大学为主体的护理教育形式。1952 年,美国《护理研究》杂志创刊,促进了护理研究成果的发表。1953 年,美国哥伦比亚大学首先开办了“护理教育研究所”。随着高学历护士人数增多,护士基金和护理研究中心的建立,推动了护理研究的迅速发展。

20 世纪 60 年代以后护理研究进入了稳定发展阶段。护理博士教育的开展为推动护理研究的发展起到重要作用。这时,护理研究的重点在于比较不同学制的护理教育,并出现了较多改进临床护理方法的研究。20 世纪 90 年代后更将循证实践作为护理研究的重点。

我国护理研究工作起步相对较晚,但近年来,随着护理学独立成为一级学科后,护理研究也得到了较快的发展。从 1954 年至今,已陆续有《中华护理杂志》《护理学杂志》《护理进修杂志》等近 30 种护理研究期刊创刊,对我国护理研究的结果的发表和交流起到了积极的作用。

知识拓展

我国自 1983 年后陆续在各高等医科院开展护理本科教育,目前“护理研究”课程已经纳入护理本科生的教学计划,成为专业必修课。1992 年以来我国开展了护理学硕士教育,开始培养高层次的护理研究人才,护理科研水平也有了较大的提高;2004 年我国开始了护理学博士教育,护理研究的水平开始了迅速的提高,自此之后,护理研究的发展得到了稳定的提升。

第二节　护理研究的基本步骤

护理研究作为科学研究的一种特定形式,基本过程遵循普遍的研究规律其实质就是针对护理实践过程中遇到的问题,通过设计一套完整的科学研究方案对相关的护理现象和护理问题进行系统探究。总体来讲,护理研究的基本步骤包括:

(1) 研究问题的提出和确立,即护理研究的选题。

(2) 明确用实验方法和技术路线来回答研究问题,即护理研究设计。

(3) 实验研究阶段,即研究方案的实施。

(4) 研究资料收集及分析。

(5) 研究结果总结,撰写论文。

笔记栏

选题是护理研究的第一步，也是护理研究过程中最重要的一个环节。护理研究的选题可以来自临床护理实践，也可以在现有护理技术基础上进行创新，还可以从护理交叉学科中寻找问题，或者从前人大量的研究报道中发现问题等。选题要遵循创新性、科学性及实用性原则。

护理研究设计要围绕研究目的选择合适的研究对象、研究方法、观察指标及相应的结果评判标准。

研究方案能否顺利实施决定了护理研究能否成功。此步骤需要根据研究设计开展相关研究。如果结果与预期结果不符，需经过充分论证后适时调整研究方案。

护理研究是以数据或事实资料为基础的，根据研究目的搜集资料，从中发现有价值的材料或有规律的线索。在此基础上对资料进行整理和分析去粗取精，去伪存真，从而得到新的科学结果和结论。

研究论文的撰写是对研究工作进行书面总结，通过对研究结果进行充分讨论，将研究结果的感性认识上升到理性认识，从而形成对研究问题的答案或结论。

小 结

1. 护理研究的概念：护理研究是应用科学、系统的方法反复探索、回答和解决护理实践过程中出现的现象，揭示护理现象的本质，产生新的护理思想和护理知识，直接或间接地指导护理实践。

2. 护理研究的特点
   - 研究对象的复杂性
   - 测量指标的不稳定性
   - 护理研究的伦理要求

【思考题】

(1) 简述护理研究的概念。
(2) 护理研究的特点有哪些？
(3) 护理研究的基本步骤有哪些？

（万小娟　王小洪）

笔记栏

第二章

护理研究中的伦理问题

学习要点

- **掌握**：护理研究伦理审查。
- **熟悉**：① 动物实验的伦理准则及道德规范；② 人体实验的伦理准则及道德规范。
- **了解**：① 动物实验的意义和现状；② 人体实验的意义。

护理学的发展，既有社会政治、经济、文化的因素，又有科研工作者的聪明才智、道德品质的因素。在现代科学技术背景下，从事护理科学研究的机构越来越多，科研人员也越来越多，研究中的伦理问题显得日益重要。

第一节　动物实验中的伦理问题

一、动物实验的意义

动物实验指为了获得有关生物学、医学等方面的新知识或解决具体问题而使用动物进行的科学研究。护理研究中的动物实验发挥着重要作用。

1. 为临床试验奠定基础　　医学科研内容广泛，处理因素复杂，以动物为“人的替身”进行各种研究，可以最大限度地保护人体的安全。通过动物实验获取的资料，在许多情况下是临床试验顺利开展的必要条件。

2. 便于深入揭示微观变化　　以动物为对象进行研究，便于从更深层次观察机体的微观变化，有利于深刻揭示疾病的本质和药物的治疗机制。

3. 缩短研究周期　　有些动物生命周期很短，或者通过建立动物模型的方法，在较短时间内就能获得大量所需样本，从而有效缩短了科学研究的周期。

二、动物实验中的伦理问题

动物实验为现代护理学的发展做出了很大贡献，因此牺牲的动物数量和造成的动物痛苦也是无法估量的。如今有些科学研究成为攫取名利和谋生的工具，研究设计并不是为了产生重要的有价值结果，实验动物也因此成为无谓的牺牲品。各种科研实验报告所采用的动物实验的方法有：加速、攻击、窒息、致盲、烧灼、离心、挤压、震荡、拥挤、砸碎、药物试验、实验性神经症、冷冻、加热、出血、击打后腿、制动、隔离、复合伤、捕杀、蛋白质缺乏、惩罚、照射、饥饿、休克、脊髓损伤、应激、压力

笔记栏

和干渴等，这些实验动物的结局不是被处死，就是遭受极为严重乃至难以忍受的躯体和精神上的急性或慢性折磨与痛苦。

近年来，动物保护主义开始出现并迅速发展，动物实验这种行为受到保护协会的强烈质疑和抗议。但是，动物实验又是不能取消和避免的。在这种情况下，我们就必须要考虑动物实验是否符合道德规范，怎样开展动物实验才能做到与道德伦理规范相符合。

三、动物实验伦理规范

对于动物实验，我们应当怎样尊重动物的权利并且人道地开展呢？科研伦理审查委员会提出动物实验伦理规范：

1. 保护实验动物　禁止无意义滥养、滥用、滥杀实验动物。制止没有科学意义和社会价值或不必要的动物实验；优化动物实验方案，减少不必要的动物使用数量；在不影响实验结果的科学性、可比性情况下，采取动物替代方法。

2. 尊重动物福利　保证实验动物生存时包括运输中享有最基本的权利，享有免受饥渴、生活舒适自由，享有良好的饲养和标准化的生活环境，各类实验动物管理要符合该类实验动物的操作技术规程。

3. 善待动物　防止或减少动物的应激、痛苦和伤害，尊重动物生命，制止针对动物的野蛮行为，采取痛苦最少的方法处置动物。

4. 综合性科学评估　科研伦理审查工作应该保持独立、公正、科学、民主、透明、不泄密，不受政治、商业和自身利益的影响；各类实验动物的应用或处置必须有充分的理由；在全面、客观地评估动物所受的伤害和应用者由此可能获取的利益基础上，负责任地出具实验动物或动物实验伦理审查报告。

知识拓展

《我国动物实验相关法规》

1988年，国家科委发布了我国第一部实验动物管理的法规性文件《实验动物管理条例》。

1997年，国家科委针对实验动物质量规范化管理出台了《实验动物质量管理办法》，该办法明确提出了我国实验动物质量管理，保证实验动物和动物实验质量，提出建立“国家实验动物种子中心”和“检测机构”。

2001年，科技部与卫生部等七部（局）联合发布了《实验动物许可证管理办法（试行）》，规定了申请许可证的行为主体、条件、标准、审批和发放程序，强调了许可证的管理和监督。

2006年9月3日，科技部发布了《关于善待实验动物的指导性意见》，这是我国第一个针对实验动物福利伦理管理的政府部门制定的规范性文件。

第二节　人体实验中的伦理问题

一、人体实验的意义

人体实验是以人体作为受试对象，用科学的实验手段，有控制地对受试者进行研究和考察的医学行为和过程。人体实验在医学研究中发挥着重要作用。

笔记栏

1. 人体实验是医学发展的基础和手段　人体实验在现代医学和医学研究中有着极其重要的地位，无论是基础医学还是临床都离不开人体实验。医学的任何新理论、新方法无论是经过何种人体实验、多少次成功的动物实验，在常规应用之前，都必须回到人体实验之中。只有经过人体实验证明确实有益才能推广应用。即便是已应用于实践的理论和方法，还必须不断地通过人体实验手段，加以修正和完善。因此，人体实验不仅是医学的起点，也是医学研究的最后阶段。

2. 人体实验是医学研究成果临床应用的中间环节　医学科研，最终都将服务临床实践，都将涉及人的生命安危。因而，一切医学科研成果，在应用于临床以前，都必须有一个验证过程。现代医学研究，虽然已有动物实验的基础，但动物与人毕竟存在着种属的差异，所以，新药和新技术不论在动物实验上成功了多少次，在开始应用于人防治疾病之前，仍然需要人体实验的进一步验证。另外，人类某些特有的疾病与动物复制的疾病模型差异太大，如果不经过人体实验这一环节，最终不能确定其临床的医学价值。

二、人体实验的伦理矛盾

人体实验研究涉及医患双方、社会等多方面的关系，并且有一定的风险，因此存在一些伦理矛盾，主要有以下矛盾。

1. 社会公益与受试者利益的矛盾　人体实验对受试者在进行实验时可能有益或可能无益，且要冒一定的风险，而人体实验的使命是维护和促进人类健康，造福于人类。因此，社会公益与个人利益也存在一定的矛盾。但人体实验不管是成功还是失败，都具有科学价值。成功的人体实验虽然也有利与弊的矛盾，但总是对受试者有利，即使失败也可以总结教训，为科学的探索积累经验。社会公益与受试者利益，从根本上说是一致的。

2. 实验者主动与受试者被动的矛盾　在人体实验中，实验者明确实验的目的、途径和方法，对实验中可能发生的问题和后果也有充分预测，并有相应的急救措施，因此实验者是主动的。而受试者或因医治疾病的需要，或志愿接受试验，但对实验的目的、要求和方法大多不了解或不太明确，对可能发生的危害亦无相应的措施，有的志愿者是由于一定的社会地位或经济利益驱使志愿受试，形式上主动，实际上被动，有的非志愿实验，即迫于武力或政治压力，受医师的欺骗、胁迫、诱导而参加的实验，因此是被动、盲目的。

3. 实验者强迫与受试者自愿的矛盾　在人体实验中，实验者虽不能明目张胆地强制人们接受实验，但在实际中有些实验者为达到某种目的可能夸大实验对患者的益处或病情的急需，或声明除此以外无别的方法，即含有强迫因素。而受试者为早治愈或绝处逢生又不得不接受，即含有被迫因素。因此，人体实验中存在着一定的实验者强迫和受试者自愿之间的矛盾。

三、人体实验的伦理原则和规范

1. 人体实验的伦理原则

(1) 医学目的原则：医学目的是人体实验的唯一目的，医学目的原则是人体实验的最高宗旨和根本原则。现代科学技术为医学研究提供了强有力的手段，使医学具有更广阔的领域和前景，它预示着医学对人的控制能力的无限增长。在这种背景下，只有坚持医学人道，才能确保人体实验对人类具有积极的意义。一切背离医学目的原则的研究都是不道德的，必须予以杜绝。

(2) 知情同意原则：知情同意是人体实验的基本伦理原则之一，在人体实验过程中需尊重受试者知情同意权。“知情”的要求就是研究者要向受试者提供关于人体试验的真实、足够、完整信息，而且要使受试者对这些信息有着正确的理解，并可以根据这些信息作出理性判断。“同意”的要求是受试者必须具有同意的能力。一般考虑以下两个可操作的因素：首先是年龄，即考察受试者的智力状况能否胜任这种“同意”决策。是否同意参加人体试验对受试者来讲是极其严肃的重大决定，我们建议18周岁以上的人才具有同意能力，18周岁以下则不具有同意能力；其次是精神状况，即精神状况是否胜任这种“同意”决策，是否有昏迷、痴呆等精神障碍。第二，受试者必须是自主、自愿的同意。

笔记栏

有关知情同意的特殊处理：其一，知情同意的代理。如果受试者本人不能行使知情同意权，则必须取得与受试者没有利益和情感冲突的监护人或其他有合法资格者的代理知情同意。其二，知情同意的免除，在《涉及人的生物医学研究国际伦理准则(试行)》有相关规定。

在实验中对受试者透露的危险性过多，就会增加征集受试者的困难。同时，受试者文化程度和医学知识水平等也使知情的程度受到一定的限制。但同意是在知情的基础上，没有任何外来压力的情况下做出决定，如果采用欺骗或强迫手段，或利用经济诱惑而取得同意，是违背知情同意原则的。

(3) 维护受试者利益原则：维护受试者利益是人体实验的前提和必须遵循的基本原则。医学科学研究的重要性要服从于保护受试者的利益不受伤害，不能只顾及医学科研成果而牺牲受试者的利益。根据这一原则，人体实验在实验前，应反复权衡利弊，多方面估计可能发生的问题，并且坚持先做动物实验，获取无危害性的符合科学的良好效果后，再做人体实验。一般说来，实验效果对于受试者的重要性，始终要大于对科学研究和对人类社会方面的影响，否则，实验就不能进行。实验中，首先要注意慎重选择实验对象。根据人道主义原则，对于正常人(包括健康人和一般患者)的人体实验是应当允许的，对于正常儿童和胎儿的任何实验都必须禁止。对患病儿童、弱智者、精神病患者和残疾人的非治疗性实验应绝对禁止，治疗性实验也要慎重。对战犯、囚犯和被占领国公民不得进行任何性质的人体实验，因为对他们很难实现知情同意的原则。其次，人体实验存在损伤人体、导致病情恶化的局限性，在进行实验时还要利用当时的科学技术手段对患者进行充分的医疗照顾和保护，把风险降到最低限度。一旦出现风险，要立刻停止实验。

目前，国内外医学界、伦理学界普遍把维护受试者的利益，对患者个人权利的尊重，仁爱之心，公正对待患者等方面看做是临床人体实验性医学手段应具备的伦理学基础。

(4) 科学的原则：人体实验时研究者要进行严密的科学设计，寻找较安全的、合理的途径和方法，制订详细的研究方案，严格控制可能出现的对受试者的意外损害，把伤害控制在最低限度内，并且给受试者以一定的补偿。为保证人体实验的科学性，应做到：以动物实验为前提，制订严密科学的实验计划并经过严格的审核，实验对照原则等。

(5) 保密原则：医学研究中，人体实验的受试者享有隐私权及匿名权。实验者对受试者提供的有关自身生理、心理、行为等资料，尤其涉及个人隐私的部分，应予以保密，不能任意宣扬。这样，受试者才有安全感，实验者才能获得受试者的信任，也才可以获得受试者更好的配合。

2. 涉及人的研究伦理审查的具体规范

(1) 自主与知情同意：尊重和保障受试者自主决定同意或者不同意受试的权利，严格履行知情同意程序。不得使用欺骗、利诱、胁迫等不正当手段使受试者同意受试，允许受试者在任何阶段退出受试。

(2) 受试者至上：对受试者的安全、健康和权益的考虑必须高于对科学和社会利益的考虑，力求使受试者最大程度受益和尽可能避免伤害。

(3) 经济减免：减轻或者免除受试者在受试过程中因受益而承担的经济负担。

(4) 隐私与保密：尊重和保护受试者的隐私，如实将涉及受试者隐私的资料储存和使用情况及保密措施告知受试者，不得将涉及受试者隐私的资料和情况向无关的第三者或者媒体透露。

(5) 免费治疗与赔偿：确保受试者因受试受到损伤时得到及时免费治疗，并得到相应的赔偿。

(6) 脆弱人群的特殊保护：对于丧失或者缺乏能力维护自身权利的受试者(脆弱人群)，包括儿童、孕妇、智力低下者、精神病患者、残疾人、经济条件差和文化程度很低者，应当予以特别保护；战犯、囚犯和被占领国国民不得进行人体实验。

知识拓展

《人体实验的相关法规》

1946 年，纽伦堡法庭制定公布了人体实验的基本原则，作为国际上进行人体实验的行为规范，即《纽伦堡法典》。

笔记栏

1964 年，第 18 届世界医学大会正式通过《赫尔辛基宣言》，具体规定了人体实验的道德原则和限制条件。

1979 年 4 月 18 日，美国国家委员会(保护生物医学和行为研究中的受试者的国家委员会)发表了《牵涉人类受试者的研究的伦理原则和指南》，即《贝尔蒙特报告》，该报告制定了"保护研究中受试者之伦理原则与纲领"，并提出了三项基本伦理原则：尊重个人、善行、公正。

2002 年，CIOMS 在日内瓦开会，颁布了《涉及人的生物医学研究的国际伦理准则》，该准则共 21 条，涵盖六大领域，分别是受试者的知情同意、受试者的挑选、资料保密、受试者意外伤害的赔偿、审查程序、外国赞助的研究。

第三节　护理研究的伦理审查

一、伦理审查组织

1. 伦理审查机构　　护理研究的伦理审查机构为伦理审查委员会。伦理审查委员会是为以人为研究对象(人类受试者)的研究提供伦理审查的批准和监督的机构，由不同学科专家、人士组成的，对人体实验研究和涉及人体的生物医学研究进行科学审查和伦理审查。它还有"医学伦理专家委员会""生命伦理委员会""医学伦理委员会""机构审查委员会""医院伦理委员会"等不同称谓。

2007 年，卫生部颁布实施《涉及人的生物医学研究伦理审查办法(试行)》，该办法规定卫生部设立医学伦理专家委员会；省级卫生行政部门设立本行政区域的伦理审查指导咨询组织；开展涉及人的生物医学研究和相关技术应用活动的机构，包括医疗卫生机构、科研院所、疾病预防控制和妇幼保健机构等，设立机构伦理委员会。

伦理审查委员会的组成应该是多学科和多部门的，新调整的国家卫生和计划生育委员会医学伦理专家委员会由公共卫生、哲学、法律、医学伦理学、中国医学史、药理学、卫生统计学、生物医学工程、神经及精神病学、儿科学等 17 个学科的专家组成。机构伦理委员会的委员由设立该伦理委员会的部门或者机构在广泛征求意见的基础上，从生物医学领域和管理学、伦理学、法学、社会学等社会学科领域的专家中推举产生，人数不得少于 5 人，并且应当有不同性别的委员。少数民族地区应考虑少数民族委员。伦理审查委员会应该能够独立(组成、运作和作决定，不受政治、制度、专业和市场的影响)地行使其功能。

2. 伦理审查委员会的职责、权限和义务

(1) 伦理审查委员会的职责：机构伦理委员会主要承担伦理审查任务，包括：① 审查研究方案，维护和保护受试者的尊严和权益；② 确保研究不会将受试者暴露于不合理的危险之中；③ 对已批准的研究进行监督和检查，及时处理受试者的投诉和不良事件。也可根据社会需求，受理委托审查，组织开展相关伦理培训。

(2) 机构伦理委员会的权限：机构伦理委员会的权限包括：

笔记栏

1) 要求研究人员提供知情同意书，或者根据研究人员的请求，批准免除知情同意程序。

2) 要求研究人员修改研究方案。

3) 要求研究人员中止或结束研究活动。

4) 伦理委员会按照伦理原则自主做出决定，不受任何干扰；对研究方案做出批准、不批准或者修改后再审查的决定。

(3) 伦理委员会的义务：伦理委员会接受本行政区域和国家卫生行政部门的监督和管理，伦理委员会委员应当为接受伦理审查的研究项目保密；按照伦理原则自主作出决定，不受任何干扰；审查结果应当及时传达或者发布。

3. 伦理审查的标准

(1) 国家法律、法规和规章的规定：伦理委员会的伦理审查应当遵守国家法律、法规和规章的规定，遵守社会公共道德。这些法律包括《中华人民共和国执业医师法》《医疗机构管理条例》《涉及人的生物医学研究伦理审查办法(试行)》《实验动物管理条例》。

(2) 公认的生命伦理原则：公认的生命伦理原则包括尊重原则(其中包括尊重自主、知情同意、保密和保护隐私等)；不伤害原则(包括首先考虑到对受试者的伤害、进行风险/受益以及伤害/受益的评估、最大限度地降低伤害等)；有利原则(包括确有助益、效用原则等)；公正原则(包括基本权利完全平等、非基本权利比例平等以及补偿原则等)。

实验研究的伦理原则包括：维护受试者利益原则、尊重动物福利原则、医学目的性原则、科学性原则、知情同意原则、公平合理原则和伦理审查原则等。

(3) 具体规范：见动物实验伦理规范及涉及人的研究的伦理审查规范。

4. 伦理审查的内容　伦理审查主要审查研究的设计、进程以及研究的统计与处理是否符合国家法律、法规和规章的规定，是否符合公认的生命伦理原则，是否符合涉及人的生物医学研究伦理审查的具体原则等。具体内容包括：① 研究者的资格、经验是否符合试验要求；② 研究方案是否符合科学性和伦理原则的要求；③ 受试者可能遭受的风险程度与研究预期的受益相比是否合适；④ 在办理知情同意过程中，向受试者(或其家属、监护人、法定代理人)提供的有关信息资料是否完整易懂，获得知情同意的方法是否适当；⑤ 对受试者的资料是否采取了保密措施；⑥ 受试者纳入和排除的标准是否合适和公平；⑦ 是否向受试者明确告知他们应该享有的权益，包括在研究过程中可以随时退出而无须提出理由且不受歧视的权利；⑧ 受试者是否因参加研究而获得合理补偿，如因参加研究而受到损害甚至死亡时，给予的治疗以及赔偿措施是否合适；⑨ 研究人员中是否有专人负责处理知情同意和受试者安全的问题；⑩ 对受试者在研究中可能承受的风险是否采取了保护措施；⑪ 研究人员与受试者之间有无利益冲突。

二、伦理审查程序

1. 申请

(1) 申请：涉及人的生物医学研究项目应该向伦理委员会提出申请，申请者需要提交如下材料：

1) 伦理审查申请表。

2) 研究或者相关技术应用方案。

3) 受试者知情同意书：同时，必须得到受试者的知情同意。

4) 动物实验研究项目应该向伦理委员会提交“伦理审查申请表”。

(2) 重新申请：当项目的实施程序或者条件发生变化时，必须重新获得受试者的知情同意，并重新向伦理委员会提出伦理审查申请。

2. 审查　伦理委员会根据伦理审查标准，通过上述提交的材料，对研究项目的科学方面和伦理方面进行具体审查。通过审查，可以做出“批准”“不批准”或者“作必要修改后再审查”的决定。伦理委员会做出的决定应当得到伦理委员会三分之二委员的同意。伦理委员会的决定应当说明理由。对于预期损害或不适的发生概率和程度不超过受试者日常生活或者常规治疗可能发生的概率和程度的项目(即小于最低风险的项目)，可由伦理委员会主席或者由其指定一个或几个委员进行审查。

申请项目经伦理委员会审查批准后，在实施过程中进行修改的，应当报伦理委员会审查批准。

笔记栏

在实施过程中发生严重不良反应或者不良事件的,应当及时向伦理委员会报告。

3. 回避　伦理委员会委员与申请项目有利益冲突的,应当主动回避。无法回避的,应当向申请人公开这种利益。

三、伦理审查监督管理

各级卫生行政部门对伦理审查工作开展监督管理,其具体包括:

(1) 开展涉及人的生物医学研究的机构是否按要求设立伦理委员会。

(2) 机构的伦理委员会是否按照伦理审查原则实施伦理审查。

(3) 伦理审查内容和程序是否符合要求。

(4) 伦理审查结果执行情况,有无争议。

国家卫生和计划生育委员会对全国的伦理委员会实行宏观管理,建立健全伦理审查规章制度,研究制定有关政策。省级卫生行政部门对本行政区域内的伦理委员会的伦理审查工作负有监督管理的责任。境外机构或个人在中国境内进行涉及人的生物医学研究,其研究方案已经经过所在国家或者地区的伦理委员会审查的,还应当向我国依照本办法设立的伦理委员会申请审核。

小　结

1. 动物实验的伦理规范
   - 保护动物
   - 尊重动物福利
   - 善待动物
   - 综合性科学评估

2. 人体实验的伦理规范
   - 自主与知情同意
   - 受试者至上
   - 经济减免
   - 隐私与保密
   - 免费治疗与赔偿
   - 脆弱人群的特殊保护

3. 护理研究伦理准则审查
   - 伦理审查机构:国家卫生和计划生育委员会医学伦理专家委员会,相关机构伦理委员会
   - 伦理审查的标准:相关国家法律、法规和规章的规定,公认的生命伦理原则,具体规范
   - 伦理审查程序:申请,审查,回避

【思考题】

(1) 动物实验中应遵循哪些伦理规范?

(2) 人体实验的伦理规范是什么?

(3) 如何完成护理科研伦理审查?

笔记栏

(康美玲)

第三章

医学文献检索

学习要点

- **掌握**：① 文献、文献检索及检索工具的概念；② 文献、文献检索及检索工具的类型；③ 常用医学文献检索数据库。
- **熟悉**：文献检索的途径、方法与步骤。
- **了解**：各种医学文献检索数据库的检索方法。

第一节 文　献

一、文献的概念

文献(document，literature)被定义为“记录有知识的一切载体”(见于《中华人民共和国国家标准：文献著录总则》，GB3792.1－83)，是指以文字、图像、公式、声频、视频、代码等手段，记录或描述有知识和信息的一切物质载体。文献由四个基本要素构成：① 记录知识的具体内容；② 记录知识的类型，如文字、声音、图像、视频等；③ 记录知识的载体。如陶瓷、布、纸张、光盘、硬盘、磁带、胶片等。④ 记录知识的手段。如铸刻、书写、复印、录音、录像，它们是知识与载体的联系方式。

人类在漫长的生产实践、科学实践和社会实践中逐步地认识客观世界，产生和积累了大量的知识和信息。为了更好地把这些知识和信息存储起来，便于传播、交流和利用，需要用一定的方法和手段，将这些知识和信息记录在一定的物质载体上，这就形成了文献。记载着人类所获得的医学知识的文献称为医学文献，它记录了医学工作者在研究人类生命过程及同疾病作斗争过程中形成的科学知识，包括研究人类生命活动与外界环境的关系，研究人类疾病的发生、发展及其防治、消灭的规律，以及增进健康、延长寿命和提高生活质量的有效措施，是提供医学科研和临床实践借鉴、交流的重要载体。

二、文献的分类

1. 按文献出版类型分类

(1) 图书(book)：是各种文献中最为古老、利用率最高，至今仍在频繁使用的文献之一。图书的主要特征是：主题突出、内容系统、论述全面、观点成熟，可读性、知识性、学术性较强，它是人们系统了解和掌握某一学科知识或某一创造内容的基本文献。常用的图书有教科书、专著、科普读物和参考工具书四种。教科书是供医学工作者进行学习的可靠性强的主要医学文献。专著相比较同期出版的教科书具有专业性更强、内容相对新的优点。图书适用于学习、掌握某一般性的系统知识。

笔记栏

但因图书撰写和出版周期较长,不适于了解相关学科领域的最新进展。

(2) 报纸(newspaper):是传播社会信息的一种重要文献,特点是报道及时,发行广泛,传递信息迅速,具有群众性和通俗性。科技报纸还有大量的科学技术成果信息和科技动态。但专业信息系统性、深入性、严谨性较差。目前大量的报纸已有相应的网站及相应的电子版。

(3) 期刊(journal):也称为杂志。是一种采用固定的刊名,记录的知识比较新颖、所含信息密度比较大的连续出版物。有统一的版式和外观,采用年、卷、期连续编号,其著录使用作者姓名、论文名、期刊名、出版年、卷、期、页码。其中,学术性科技期刊是科技工作者知识更新的主要文献信息资源。学术性的期刊刊名中常有"杂志"(journal)、"学报"(acta, bulletin)、"纪事"(annals)、"文献"(archives)、"会刊"(proceedings)、"评论"(reviews)、"进展"(progress、advances in……)等字样。

(4) 会议文献(conference literature):是指在各种学术会议上发表和交流的学术报告、会议录和会议论文集。通常学术会议只涉及某个学科领域的一个或几个相关主题,与会者大多为该领域的研究人员,他们对会议主题的历史、现状及发展趋势有着不同程度的研究和了解。会议论文代表了各自的最新研究成果,因此,与学术会议密切相关的会议文献具有专深性、新颖性、前瞻性和导向性。

(5) 学位论文:根据国家标准(GB7713-87),学位论文(thesis)是表明作者从事科学研究取得创造性的结果或有了新的见解,并以此为内容撰写而成、作为提出申请授予相应的学位评审用的学术论文。简而言之,学位论文就是学生为了获取学位向高等学校或其他学术研究机构提交的学术研究论文。学位论文有学士学位论文、硕士学位论文和博士学位论文之分。

(6) 专利文献(patent literature):是指实行专利制度的国家及国际性专利组织在审批、公布专利过程中所产生的官方文件及有关出版物的总称。按功能可分为三类:① 详细描述发明创造具体内容及其专利保护范围的各种专利说明书;② 刊载专利题录、专利文摘和专利索引的专利公报、专利年度索引;③ 专利分类表等。专利文献是集技术、法律、经济信息于一体的科技文献。其中专利说明书是专利文献的核心部分。医学科研中的医疗设备、医疗仪器、化学物质、微生物菌种、药品开发等均属于专利保护的范围。

(7) 其他文献:除了上面提到的图书、报纸、期刊等主要的文献类型外,还有科技报告、政府出版物、技术标准、产品资料、技术档案、产品说明书等文献类型。这些文献都是我们获取有关科学技术信息的重要途径。

2. 按文献的级别分类

(1) 一次文献(primary literature):又称为原始文献,是以作者直接记录的研究成果(如科学实验、调查研究的结果等)为基本素材写成的期刊论文、学术专著、专利说明、科技报告、会议论文、学位论文等,具有新颖性、原创性和分散性。一次文献是文献的基本类型,也是最主要的文献情报源,是产生二次、三次文献的基础,是文献检索的主要对象。

(2) 二次文献(secondary literature):是对一定范围内无序、分散的一次文献进行收集、加工、整理后,抽取一次文献的内部特征和外部特征,按照一定的规则加以编排而形成的文献。如书目、索引、题录、文摘及相应的数据库。因其具有检索功能而被称为检索工具或检索系统。二次文献具有汇集性、工具性、综合性和系统性等特点。二次文献及其利用是文献检索课的核心内容。

(3) 三次文献(tertiar literature):是科技人员在充分利用二次文献的基础上对一次文献做出系统整理和概括的论述,并加以分析综合编写而成的概括性文献。主要包括综述研究、参考工具书和文献指南三种类型。三次文献是在充分研究已发表的文献基础上,对已取得的成果、进展加以评论、综述,并预测其发展趋势。因而其具有综合性的特点。

笔记栏

(4) 零次文献(zeroth Literature):是指形成一次文献之前非正式出版的文献。包括手稿、笔记、书信、实验记录、发言稿、观察记录、调查材料等。它是一次文献的素材,对一次文献的形成具有重要作用。零次文献具有新颖性、及时性、启发性的特点。但由于其不公开发表,难以查找和获取。

3. 按文献载体分类

(1) 纸质型文献：又称印刷型文献，是以纸张为载体，以书写或印刷技术为记录手段而产生的文献。如图书、期刊等，符合传统阅读习惯，因而成为人们信息交流和知识传递的最重要和最常用手段。

(2) 电子型文献：又称数字型文献。是以信息数字化形式将文献存储在磁盘、光盘、硬盘和网络数据库等介质，通过计算机、手机等设备进行阅读利用的文献类型。如电子图书、电子期刊和各种数据库等。随着计算机技术和网络技术的迅速发展和日益普及，电子型文献已逐步占有主导地位。

(3) 声像型文献：又称视听型文献。是利用声像技术直接记录声音、图像，然后通过播放手段给人以听觉、视觉感受的一种动态型文献。如光盘、录像带、录音带、电影、电视片等。

(4) 缩微型文献：是以感光材料为载体，采用缩微技术将文字或图像记录存储在感光胶片上而形成的复制文献。分为缩微胶卷、缩微胶片和缩微照片等。

第二节　文献检索

一、文献检索的概念

文献检索(literature retrieval)是指将文献根据其外表特征(即标题、著者、来源、卷期、页次、文种等)或内容特征(即文献论述的主题)，按照一定的方式编排并储存在一定的载体上，通过一定的方法，从检索系统中查出特定文献的过程。文献检索的全过程实际上包括了文献存储和文献检索两个部分。文献的存储是为了文献的检索，文献的检索必须先进行文献的存储。

二、文献检索的分类

根据文献检索使用的工具和手段，文献检索可分为手工检索和计算机检索两种类型。

1. 手工检索　此检索方法是传统的文献检查方法，主要利用印刷版的书本式或期刊式的检查工具查询文献。手工检索多以目录、文摘、索引、题录等书本或卡片式检索工具查找和获取文献。手工检索需要了解标引规则，用户根据文献标引规则查阅有关文献，具有灵活性高，费用低等特点，因此，手工检索仍然是一种重要的检索手段。

2. 计算机检索　计算机检索指在计算机检索网络或终端使用特定的检索指令、检索词和检索策略，从数据库中检索出所需要的文献，然后在终端设备上显示和打印的过程。计算机检索又可分为联机检索、光盘检索和网络检索。

(1) 联机检索：是指用户借助数字通信网络，在本地终端设备上，对远程联机检索中心的数据库进行直接的人机对话式检索。世界上比较著名的联机检索系统有美国医学图书馆 MEDLINE 系统、欧洲科技信息联机检索网络 EURONET 等。

(2) 光盘检索：是指利用计算机设备对只读式光盘数据库(CD－ROM)进行检索，常用的医学光盘数据库有 CBMWeb、CA、BA 和 EM 等。

(3) 网络检索：是指利用计算机设备和国际互联网检索网上各服务器站点的信息。目前，网络检索的主要方式是搜索引擎。

三、文献检索的工具

笔记栏

1. 检索工具的概念　检索工具是用来存储、报道和查找文献的工具，具有存储和检索的功能。存储是把分散、无序的文献，采用一定的检索语言将其组织起来成为有规律的检索系统，变成检索工具。检索是按照有关检索语言，采用一定的方法和途径，检出自己所需的文献。

(1) 检索工具的构成要素

1) 文献：构成检索工具的主体。

2) 检索语言：用于组织文献，是经过分析和标引所形成的人工语言。

3) 文献条目：最基本的内容包括：文献题名、作者、作者单位、文献出处、文摘等。

(2) 检索工具的最基本特征

1) 详细描述文献的外表特征和内容特征。外表特征包括文献篇名、作者、单位、文献出处等。

2) 每条文献必须有既定的检索标识，如分类号、主题词、关键词等。

3) 全部文献必须根据一定规则和顺序形成一个有机的整体。

4) 能够提供多种途径供检索使用。

2. 检索工具的分类

(1) 根据检索工具收录范围分类

1) 单一性检索工具：收录的仅为某一种特定范围的文献。如《中国专利索引》。

2) 专业性检索工具：收录的仅为某一专业领域的文献，但其文献类型齐全，语言范围广。适用于检索某一专业相关的文献。如美国的《化学文摘》、MEDLINE、中国生物医学文献数据库等。

3) 专题性检索工具：收录某一特定专题的文献，范围更窄，内容更集中，适合检索某专业内特定课题研究。

4) 综合性检索工具：收录包括多种学科和多种类型的文献，适用于不同专业及不同学科的文献检索，如《中国学术期刊》(光盘版)。

(2) 根据检索手段分类

1) 计算机检索工具：指在计算机存储设备上按一定方式存储相互关联的数据集合，它包括联机、光盘和网络检索数据库等各种形式的数据库。按照数据库所含信息内容的不同划分为：文献书目数据库、信息指南数据库、数值型数据库、全文数据库和多媒体数据库。

2) 手工检索工具：是传统的检索工具，主要指工具书，如词语类工具书、图书类工具书、资料类工具书等。

四、文献检索的方法、途径与步骤

1. 文献检索的方法

(1) 检索工具法：指利用各种检索工具查找文献的方法。是获取文献的全面而系统的方法，也是目前文献检索最常用的方法。根据检索时间的不同可分为以下 3 种。

1) 顺查法：是根据确定的起始年代，按时间顺序由远及近进行查找，直至获得最新文献的一种检索方法，这种检索方法可以全面、系统地了解某一专题的发展情况。

2) 倒查法：与顺查法相反，倒查法是从当前开始逐年向前，逆时间顺序由近及远地查找相关文献的一种检索方法。倒查法检索省时高效，但易漏检。

3) 抽查法：是针对某一选题的发展特点，选择学科发展活跃且论文发表较集中的特定研究时期或研究阶段检索所需文献的方法。一般抽查几年或十几年，检索时间短，效率高。

(2) 追溯法：又称引文法，是直接利用某些文献(如综述、述评或专著等)后面附有的参考文献作为线索，查找相关文献的检索方法。应用追溯法检索文献时漏检率高，所获文献不全面，且往前的年代越远，所获信息也越陈旧。

(3) 浏览法：指通过浏览新近出版的期刊、专著等文献来了解最新相关信息的方法。

(4) 综合法：又称交替法，分段法或循环法。指联合运用上面所述多种方法获取文献的方法。在检索文献时，需要根据检索的目的和检索实际选择适合的检索方法获得较高的查全率和查准率。

笔记栏

2. 文献检索的途径

文献检索的途径是指根据文献的内容特征或外部特征设计的检索入口或检索点，是文献数据库中一条记录的某一字段。内容特征包括各种学科分类和文献主题；外部特征包括作者姓名、书名、刊名、会议录名等。从文献本身的角度来看，文献检索途径通常体现为文献的内容特征或外部特征：从文献数据库的角度来看文献检索途径则体现为字段检索。

(1) 题名检索：指根据文献的题名(包括书名、刊名和篇名)检索文献的途径。它以题名为检索入口，检索出文献题名中包含有输入的检索词的所有文献。

(2) 主题词检索：指根据文献的主题索引来检索文献。主题索引是利用文献资料中抽取的能代表文献内容实质的主题词按字顺编排的索引。检索时只要知道检索文献的主题词，即可查找相关的文献。

(3) 著者检索：指根据文献的作者姓名来查找文献的途径。著者索引和机构索引分别是根据著者姓名或团体著者的姓名字顺进行排列形成的检索工具。

(4) 引文检索：指以被引用文献即参考文献为检索入口来查找施引文献的过程。被引文献和施引文献之间在内容上或多或少地存在一定的联系，通过引文检索可以获得一系列具有内在联系的文献。

(5) 号码检索：指通过文献号码检索文献的途径。这类索引工具有“专利号索引”“合同号索引”“报告号索引”等。如果知道要查找文献的号码，利用相对应的号码索引，检索快捷而准确。

(6) 分类检索：指通过分类索引、分类号或类别来进行检索的途径。分类索引是按照文献主题所属的学科分类体系进行分类编排所形成的检索工具。如根据《中国图书馆分类法》分类，R 代表医药、卫生类，其中，R4 代表临床医学，R47 代表护理学。

(7) 其他检索：其他检索途径还有缺省检索、自由词检索、关键词检索、特征词检索、分子式检索等。在检索实践中，应根据检索系统的特点、研究课题的需要和各种已知条件，综合应用各种检索途径，取长补短、优化组合，目的在于提高检全率和检准率，获得最佳检索效果。

3. 检索步骤

(1) 分析检索要求，确定检索主题：检索课题确定后，需要明确检索的要求，如课题所属学科范围，以便选择合适的数据库；明确需要文献的时间段、文献类型等，以便对检索后的文献进行筛选；明确文献要求提供的是文摘，题录还是全文；明确所需文献的内容，以便选择合适的检索策略。

(2) 选择检索工具，确定检索方法：根据检索课题的要求，分析目前所有的检索工具中有哪些符合检索主题的要求，选择最适合的检索工具，并确定检索方法，如倒查法、顺查法等。

(3) 遴选检索途径，明确检索标识：选择好检索工具和检索方法后，需要认真研究检索系统的检索途径，明确检索标识。检索标识是指能够确切表达文献的内容特征和外部特征的符号和词语，如主题词、分类号、刊名等。

(4) 正式检索：根据上述确定的主题、检索工具，应用选定的检索方法进行检索，获取所需的文献。检索时还需要根据获得文献的具体情况调整检索方法、检索途径或检索工具，达到最满意的检索结果。

(5) 筛选文献：根据上述确定的检索方法获取的文献有时并不完全满足检索的要求，因此，还需对检索得到的文献进行筛选，根据检索课题的要求，粗略地浏览获取的文献，将符合检索要求的文献进行汇总和评价。

(6) 获取文献全文：文献检索的结果可以得到一些文献线索或得到文献的全文。如果是文献线索，而检索要求是需要文献全文时，即需要根据文献线索获得文献全文。获取全文的途径有：

1) 本馆馆藏：通过馆藏目录了解本馆是否收藏有文献线索中相应的期刊，或是否购买了相关的全文数据库。

2) 馆际互借：可通过全国联合目录了解本地区大型图书馆是否收藏该文献，请对方提供相应的文献全文。

3) 搜索引擎或开放期刊网站：有些题录数据库和文摘数据库与全文数据库通过协议和程序实

笔记栏

现了链接,购买了全文数据库后可以直接点击全文字段如“Full Text”或表示全文的图标就可以直接打开阅读或下载全文。

4）文献的通讯作者：可向该作者索取文献全文。

第三节 常用医学文献检索数据库

一、常用中文医学文献检索数据库

1. 中国生物医学文献数据库

(1) 简介：中国生物医学文献数据库(China BioMedical Literature，CBM)是中国医学科学院信息研究所研制开发的生物医学文献数据库。该数据库收录了1978年以来1 800多种中国生物医学期刊以及资料汇编、会议论文的文献题录,年增长量约50万条。至2017年7月7日,已收录986余万条题录,582余万篇引文。学科范围涉及基础医学、临床医学、预防医学、药学、口腔医学、中医学及中药学等生物医学的各个领域,是目前国内最权威的医学文摘数据库。

2009年8月,中国医学科学院医学信息研究所正式发布了《中国生物医学文献服务系统》(SinoMed)(图3-1),以替代原有的CBM数据库版本,并新增西文生物医学文献数据库(WBM)、日文生物医学文献数据库、俄文生物医学文献数据库、英文文集汇编文摘数据库、英文会议文摘数据库、北京协和医学院博硕学位论文数据库、中国医学科普文献数据库7种资源。该系统是集检索、统计分析、免费获取、全文传递服务于一体的生物医学中外文整合文献服务系统。本节仅介绍新版CBM。

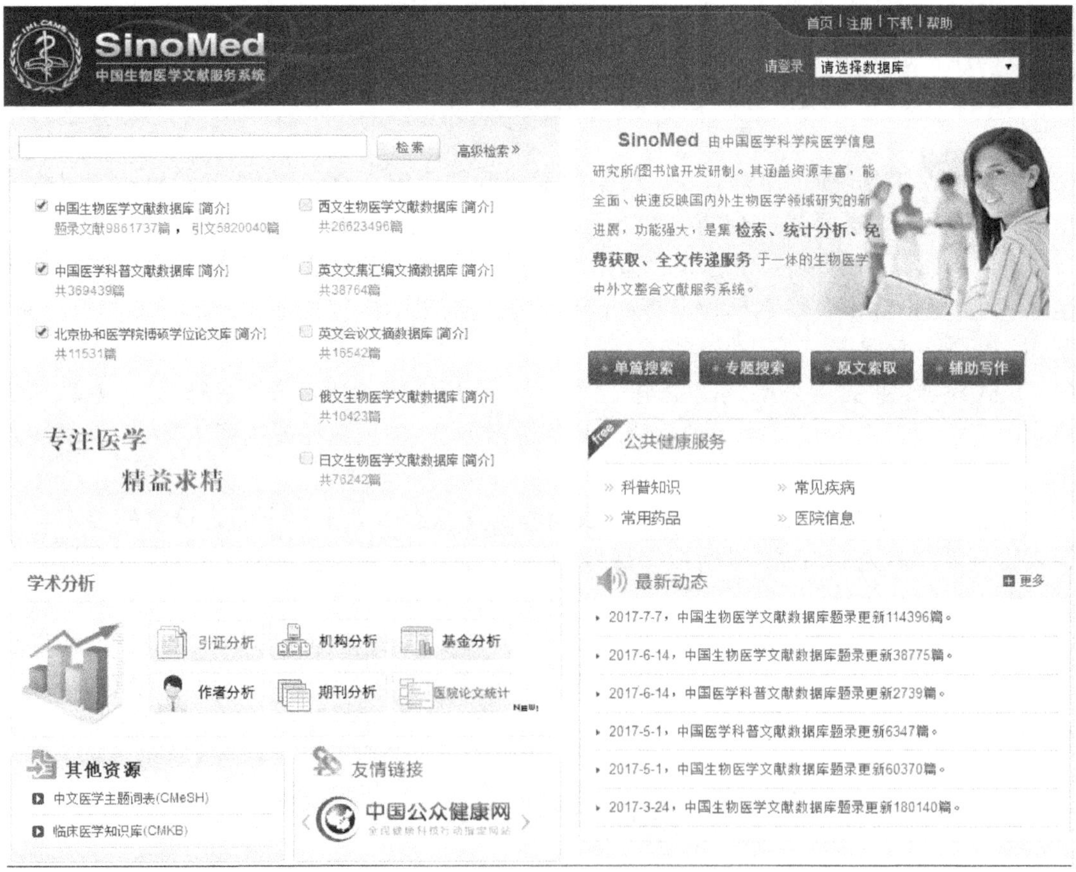

图3-1 中国生物医学文献服务系统首页

笔记栏

(2) 检索方法：检索时首先进入中国生物医学文献服务系统，登录后可直接对多个数据库进行跨库检索或者单库检索，要实现 CBM 数据库的强大检索功能，可选择下拉菜单中的“中国生物医学文献数据库”，也可直接点击页面中“中国生物医学文献数据库”链接，进入 CBM 检索界面(图 3-2)。CBM 提供了快速检索、高级检索、主题检索、分类检索、期刊检索、作者检索、机构检索、基金检索和引文检索 9 种检索方式。在不同的检索界面中，还可以进行限定检索、链接检索、通过检索历史进行复合检索等操作。

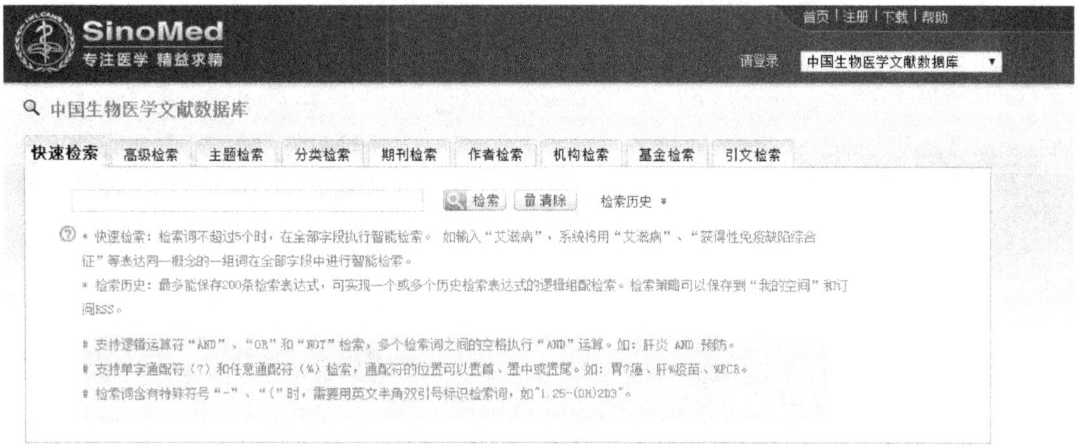

图 3-2 中国生物医学文献数据库(快速检索)界面

(3) 检索结果的处理：CBM 的检索结果页面提供“题录”“文摘”两种显示格式，默认状态下每页显示 20 条检索记录，可以通过“每页”后的下拉菜单选择每页显示的记录条数，还可以通过“排序”后的下拉菜单选择按入库(时间)、年代、作者、期刊、相关度、被引频次 6 种方式对检索结果进行排序。CBM 数据库还对记录中的作者、关键词、期刊、特征词、主题词、副主题词做了超链接，可直接点击超链接进行检索。CBM 的结果输出有打印、保存、E-mail 和写作助手 4 种方式(图 3-3)。在检索结果页面的右侧，数据库提供了主题、学科、期刊、作者、时间和地区 6 个字段结果的统计，点击后可查看各个字段的统计结果。全文获取可点击标题下的“原文索取”按钮。

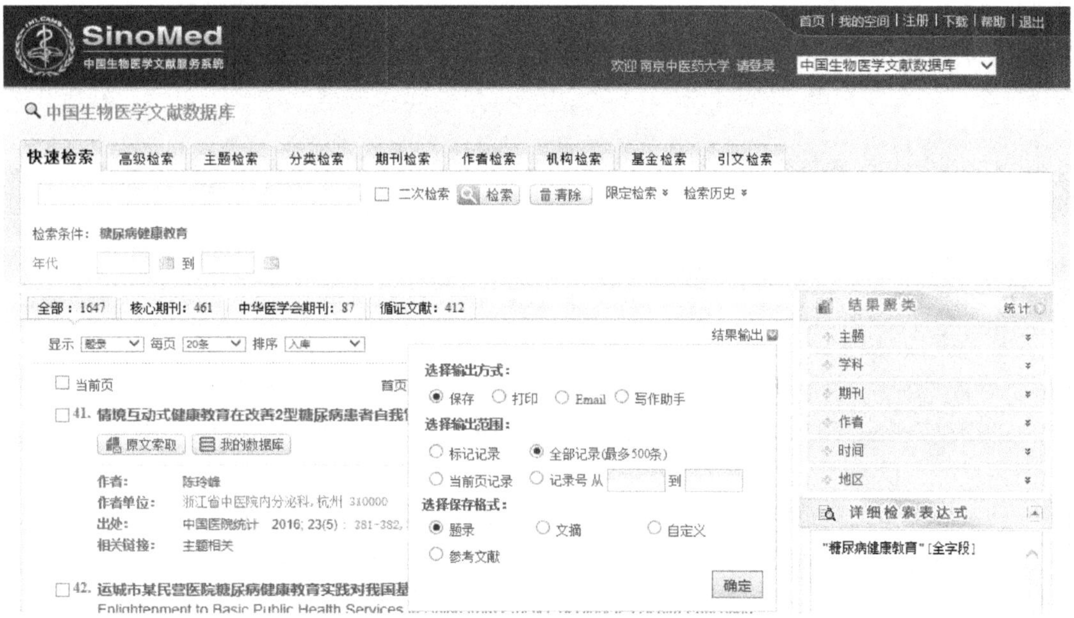

图 3-3 中国生物医学文献数据库检索结果页面

笔记栏

2. 中国知网

(1) 简介：中国知网(图 3－4)，全称为中国知识基础设施工程(China National Knowledge Infrastructure，CNKI)是由清华大学和清华同方于 1999 年发起，采用自主开发并具有国际领先水平的数字图书馆技术，建成的网络信息资源发布与服务平台，是世界上全文信息量规模最大的“CNKI 数字图书馆”。

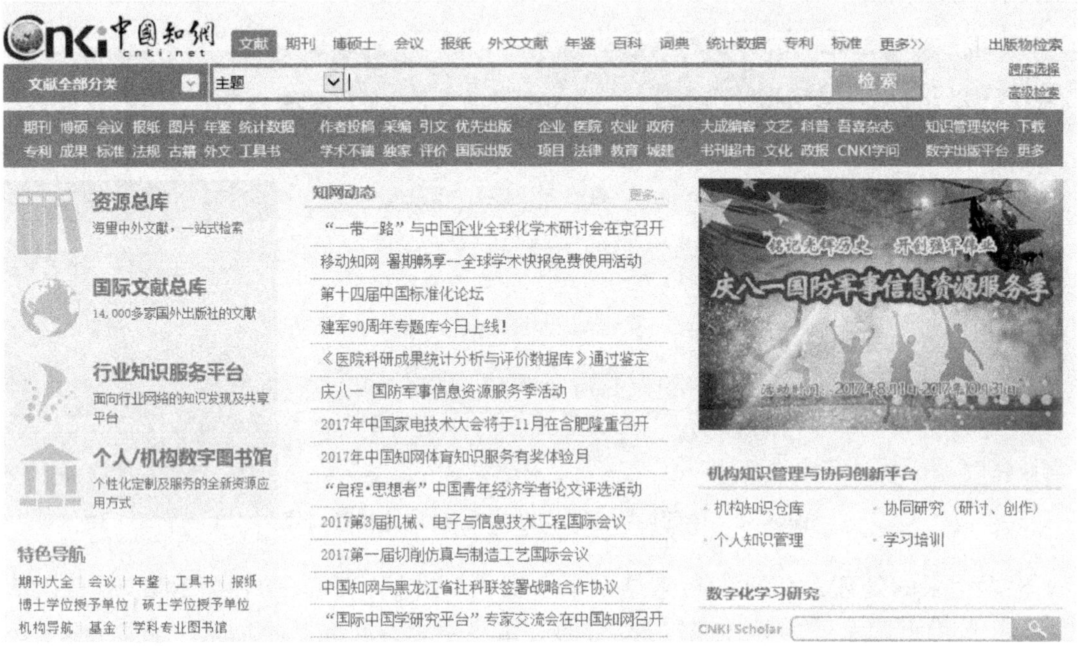

图 3－4 中国知网首页

中国知网可供使用的数据库有《中国学术期刊网络出版总库》《中国学术期刊全文数据库》《中国博士学位论文全文数据库》《中国优秀硕士学位论文全文数据库》《中国重要会议论文全文数据库》《中国标准数据库》《中国专利全文数据库》《中国引文数据库》等多个数据库。文献类型有期刊论文、博硕士学位论文、会议论文、报纸、年鉴、百科、词典、专利、标准、图片、统计数据等。文献的学科领域包括基础科学、工程科技、农业科技、医药卫生科技、哲学与人文科学、社会科学、信息科技及经济与管理科学。

(2) 检索方法：中国知网提供统一检索功能，在同一界面可完成对全部数据库的检索，提供快速检索、高级检索、专业检索、作者发文检索、句子检索和一框式检索 6 种检索方式。其中比较常用的检索方法是快速检索和高级检索。

1) 快速检索：登录中国知网(http：//www.cnki.net/)，在知网首页检索框左侧的下拉菜单中可选择“主题”“全文”“篇名”“作者”“单位”“关键词”“摘要”“参考文献”“中图分类号”和“文献来源”，在检索框中输入检索词，点击“检索”即可完成检索。

2) 高级检索：登录知网，点击“高级检索”进入高级检索界面(图 3－5)，检索时先确定检索条件是几个，选择检索项，检索时默认选择四组检索字段，在此基础上可以增加或减少，填入相应的检索词，在 2～9 之间选择该检索词出现的词频数。逻辑检索可选择“并含”“或含”及“不含”，检索词可选择“模糊”或“精确”匹配两种，再选择所检索文献的时间跨度及文献来源，点击“检索”即可完成检索，获取所需文献。除可以规定检索文献的时间跨度外，还可规定更新时间支持基金、作者及作者单位等，在此基础上进行检索。当有检索结果显示时，还会显示“在结果中搜索”的选择框，勾选后进行二次检索，可在一次检索结果的基础上进一步缩小检索文献的范围。

笔记栏

(3) 检索结果的处理：中国知网的检索结果可选择学科、发表年度、研究层次、作者、机构和基金对检索结果进行分组浏览，还可以按主题、发表时间、被引频次和下载量进行排序。检索结果每

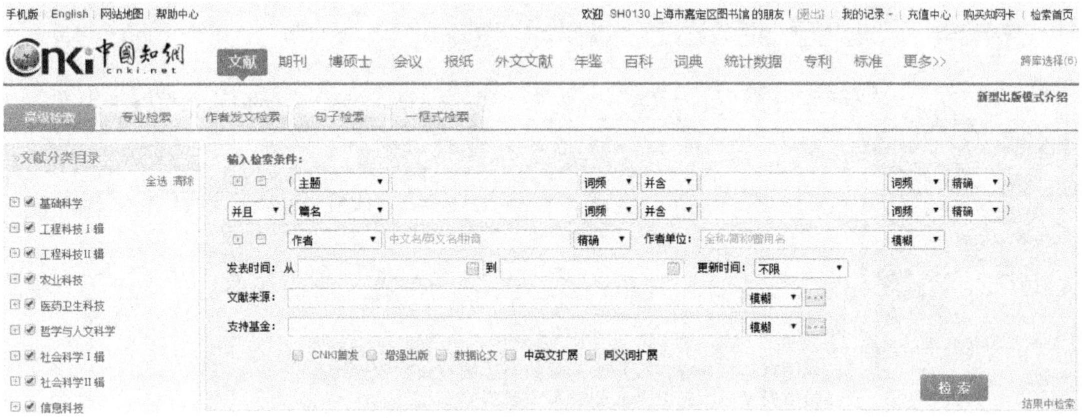

图 3-5　中国知网高级检索界面

页可显示 10、20 和 50 条，显示有列表和摘要 2 种格式，默认的列表格式显示文献的题名、作者、来源、发表时间、数据库、被引、下载、阅读和热度(图 3-6)。勾选所需文献，点击“导出/参考文献”即可导出选中文献的题录信息，若要获取原文，可点击文献题目，选择 CAJ 格式或者 PDF 格式即可实现全文下载。这 2 种格式的文件均可采用中国知网首页的 CNKI E-Study 打开阅读。

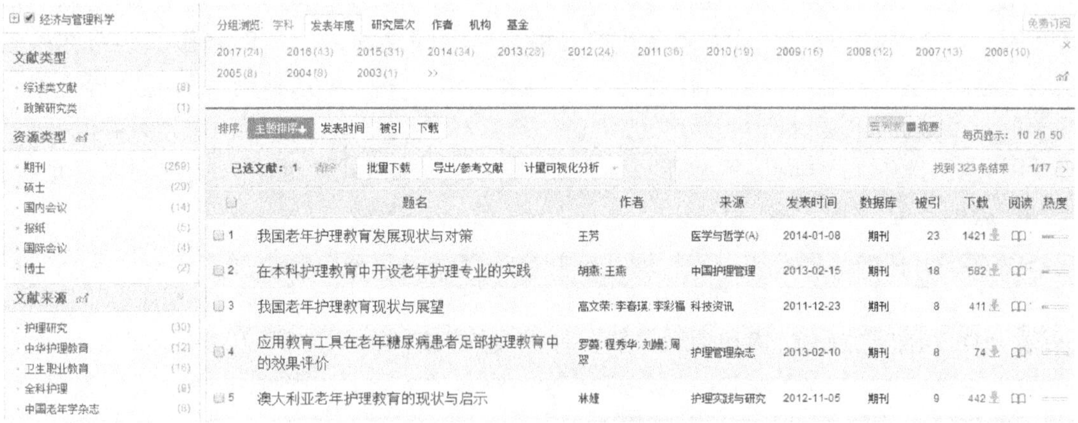

图 3-6　中国知网检索结果界面

3. 维普期刊资源整合服务平台

(1) 简介：中国科技情报研究所重庆分所数据库研究中心是我国第一家进行中文期刊数据库研究的机构。数据库研究中心推出的《中文科技期刊篇名数据库》是中国第一个中文期刊文献数据库。其后，陆续推出了《中文科技期刊数据库》《中国科技经济新闻数据库》《中文科技期刊数据库(引文版)》《外文科技期刊数据库》《中国科学指标数据库》、智立方文献资源发现平台、中文科技期刊评价报告、中国基础教育信息服务平台、维普-Google 学术搜索平台、手机应用客户端维普考试资源系统、图书馆学科服务平台、文献共享服务平台、维普期刊资源整合服务平台、维普机构知识服务管理系统、文献共享平台、维普论文检测系统等信息平台，其中《中文科技期刊数据库》收录了 1 400 余种期刊，文献总量达到 6 000 余万篇，是国内规模最大的文摘和引文索引数据库。

(2) 检索方法：进入维普资讯主页检索页面(http://lib.cqvip.com/，图 3-7)，可见维普期刊资源整合服务平台上期刊文献检索中可提供基本检索、传统检索、高级检索、期刊导航和检索历史等检索功能。其中最常用的检索功能有基本检索，传统检索和高级检索 3 种检索方式。

1) 基本检索：先选定文献时间范围、期刊范围及学科，然后填入特定的检索词内，点击检索即可完成。默认有 2 个检索框，可以通过“＋”和“－”以增加和减少检索框的数量，最多可增加到 5 个。

笔记栏

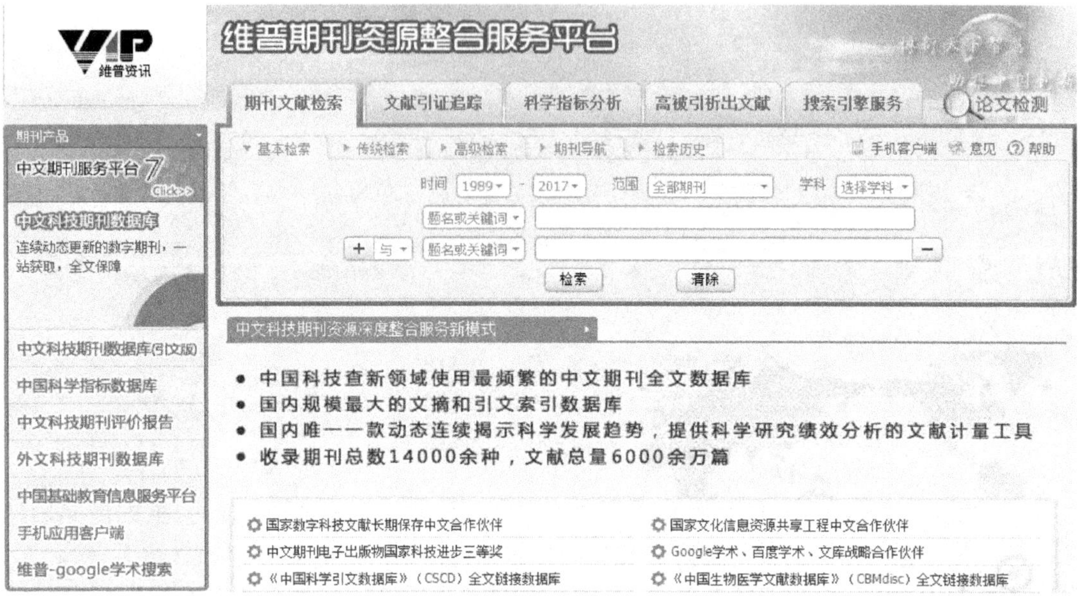

图 3－7 维普期刊资源整合服务平台检索页面

2）传统检索：选择检索字段，在检索框中输入检索词，选择期刊范围、时间范围、更新时间以缩小检索范围。勾选“同义词”后，系统会自动扩展检索所有同义词；勾选“同名作者”后，在检索某一作者发表文献时，系统会显示该姓名作者的单位列表供用户进一步选择确认后再进行检索。用户可以按学科分类查询，也可以按专辑分类查询。如按学科分类查询，可以点击“分类导航”打开下面的各级学科分类，选中某一学科，然后在页面上端“检索词(检索式)”处输入关键词或者是检索式，点击“检索”进行查询。

3）高级检索：在高级检索中可提供向导式和直接输入检索式两种检索方法。向导式检索系统默认题名或关键词、作者、分类号、机构和刊名五个检索字段，同时分别提供查看同义词、同名/合著作者、查看分类表、查看相关机构和期刊导航五种扩展检索选项。用户可以根据需求限定检索文献的时间范围，更新时间，专业和期刊范围。直接输入检索式检索是在检索框中输入检索词、字段标识、逻辑运算符等组成的检索式进行直接检索。

(3) 检索结果的处理：维普数据库检索的文献以文章题录列表形式显示结果(图 3－8)，题录信息包括题名、出处、作者、基金和摘要，还对期刊、作者和关键词做了超链接。用户可选中文献前的选择框，将文献题录信息批量导出，也可以点击“在线阅读”“下载全文”“文献传递”进行全文预览、全文下载和申请全文传递。一般全文的获取需要付费。目前平台提供手机和维普官方淘宝店支付两种付费方式。

4. *万方数据知识服务平台*

(1) 简介：万方数据知识服务平台(图 3－9)收录自 1998 年以来国内出版的学术期刊论文、学位论文、会议论文、标准、专利、科技成果、特种图书等各类信息资源，出版了《中国学术期刊数据库》《中国学位论文全文数据库》《中国学术会议文献数据库》《中外专利数据库》《中外标准数据库》等十多种数据库，其中期刊论文收集了医药卫生在内的多种科技及人文社科期刊的全文，拥有多种期刊的独家版权。

(2) 检索方法：万方数据知识服务平台提供快速检查和查新/跨库检索 2 种检索方式。

笔记栏

1）快速检索：登录万方数据知识服务平台(http://www.wanfangdata.com.cn/)，在检索框中直接输入检索词，点击“检索”按钮即可完成。

2）查新/跨库检索：提供高级检索和专业检索 2 种检索模式(图 3－10)。高级检索首先要从主题、题名或关键词、关键词、创作者等 21 种检索字段中检索字段，然后选择“模糊”或“精确”匹配，再

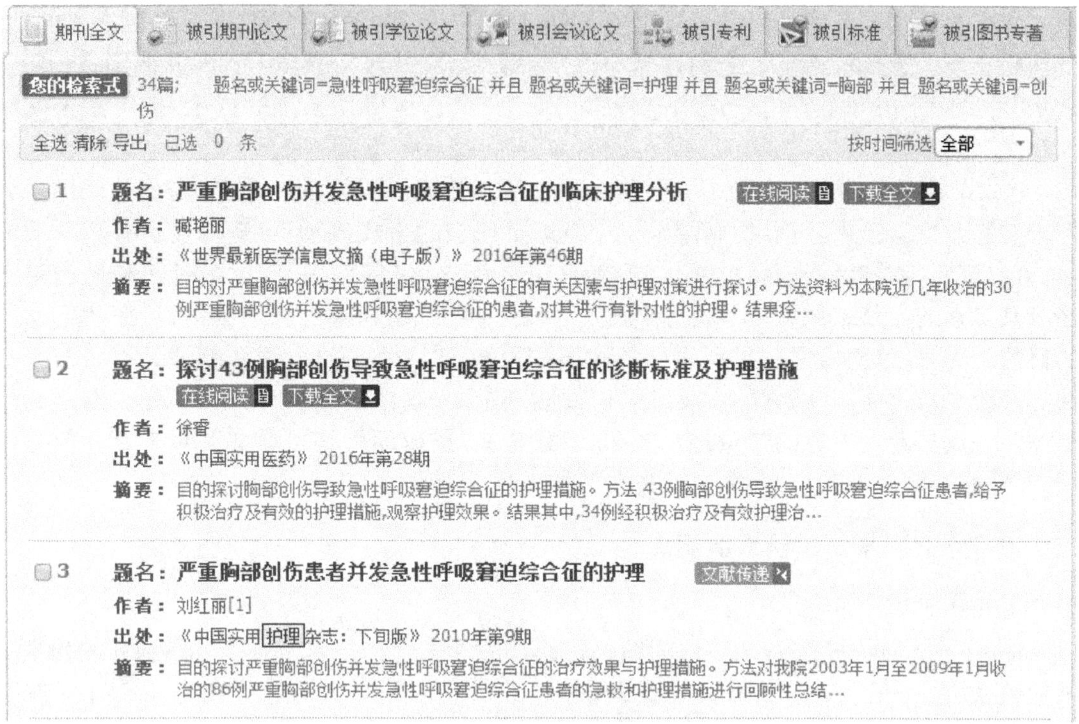
期刊全文
被引期刊论文
被引学位论文
被引会议论文
被引专利
被引标准
被引图书专著
您的检索式 34篇; 题名或关键词=急性呼吸窘迫综合征 并且 题名或关键词=护理 并且 题名或关键词=胸部 并且 题名或关键词=创伤
全选 清除 导出 已选 0 条
按时间筛选 全部
1 题名：严重胸部创伤并发急性呼吸窘迫综合征的临床护理分析
在线阅读 下载全文
作者：臧艳丽
出处：《世界最新医学信息文摘（电子版）》 2016年第46期
摘要：目的对严重胸部创伤并发急性呼吸窘迫综合征的有关因素与护理对策进行探讨。方法资料为本院近几年收治的30例严重胸部创伤并发急性呼吸窘迫综合征的患者,对其进行有针对性的护理。结果痊…
2 题名：探讨43例胸部创伤导致急性呼吸窘迫综合征的诊断标准及护理措施
在线阅读 下载全文
作者：徐香
出处：《中国实用医药》 2016年第28期
摘要：目的探讨胸部创伤导致急性呼吸窘迫综合征的护理措施。方法 43例胸部创伤导致急性呼吸窘迫综合征患者,给予积极治疗及有效的护理措施,观察护理效果。结果其中,34例经积极治疗及有效护理治…
3 题名：严重胸部创伤患者并发急性呼吸窘迫综合征的护理
文献传递
作者：刘红丽[1]
出处：《中国实用护理杂志：下旬版》 2010年第9期
摘要：目的探讨严重胸部创伤并发急性呼吸窘迫综合征的治疗效果与护理措施。方法对我院2003年1月至2009年1月收治的86例严重胸部创伤并发急性呼吸窘迫综合征患者的急救和护理措施进行回顾性总结…

图 3-8　维普数据库检索结果界面

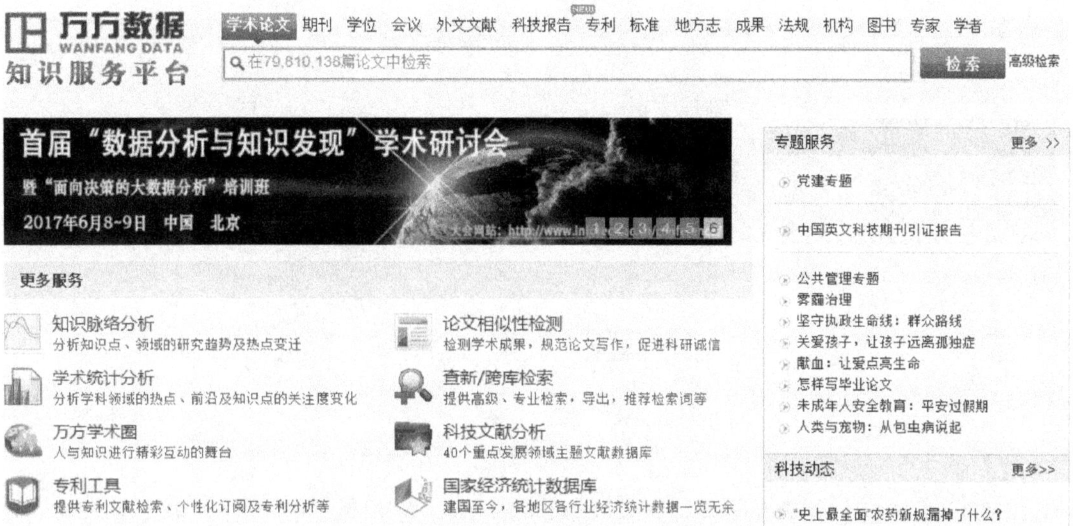
万方数据
WANFANG DATA
知识服务平台
学术论文 期刊 学位 会议 外文文献 科技报告 专利 标准 地方志 成果 法规 机构 图书 专家 学者
在79,810,138篇论文中检索
检索
高级检索
首届“数据分析与知识发现”学术研讨会
暨“面向决策的大数据分析”培训班
2017年6月8-9日 中国 北京
专题服务
更多 >>
党建专题
中国英文科技期刊引证报告
公共管理专题
雾霾治理
坚守执政生命线：群众路线
关爱孩子，让孩子远离孤独症
献血：让爱点亮生命
怎样写毕业论文
未成年人安全教育：平安过假期
人类与宠物：从包虫病说起
科技动态
更多>>
“史上最全面”农药新规瞒掉了什么？
更多服务
知识脉络分析
分析知识点、领域的研究趋势及热点变迁
论文相似性检测
检测学术成果，规范论文写作，促进科研诚信
学术统计分析
分析学科领域的热点、前沿及知识点的关注度变化
查新/跨库检索
提供高级、专业检索，导出，推荐检索词等
万方学术圈
人与知识进行精彩互动的舞台
科技文献分析
40个重点发展领域主题文献数据库
专利工具
提供专利文献检索、个性化订阅及专利分析等
国家经济统计数据库
建国至今，各地区各行业经济统计数据一览无余

图 3-9　万方数据知识服务平台检索页面

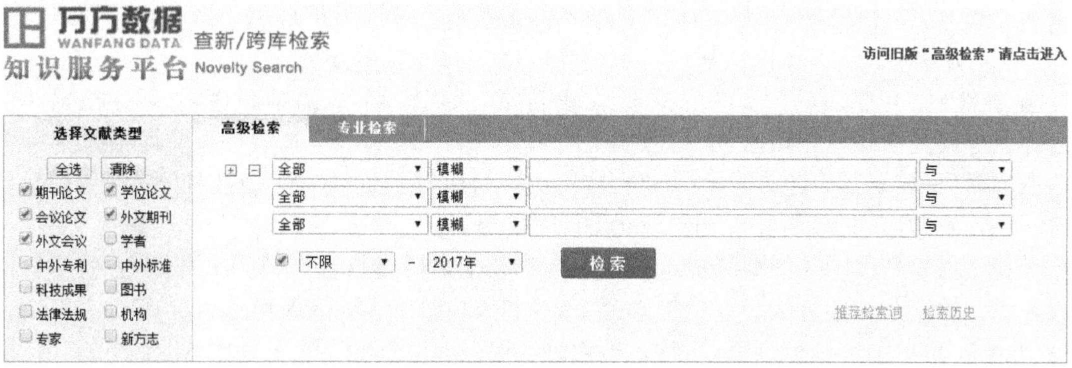

图 3-10　万方数据知识服务平台查新/跨库检索界面

笔记栏

分别输入相应的检索词。默认有3个检索框,可以通过"+"和"-"以增加或减少检索框的数量,最多可增加到6个。逻辑检索也可分别选择"与""或"及"非",并对文献类型和时间范围进行限定。专业检索从"可检索字段""推荐检索词"和"检索历史"三个方面得到系统的提示,也可限定文献的时间范围和文献类型。

(3) 检索结果的处理:万方数据知识服务平台快速检索结果界面与查新/跨库检索结果界面有所不同。在快速检索结果界面,检索结果以文献题录列表的格式显示,可选择显示有全文的或全部显示,也可以按照相关度优先、新论文优先、经典论文优先、仅相关度、仅出版时间和仅被引次数进行排序。其检索的文献结果可按学科分类、论文类型、年份、期刊进行分组浏览,从而达到缩小检索范围的目的。查新/跨库检索结果界面有"精简模式"和"详细模式"2种显示模式,默认按年份排序,也可选择按命中数排序,其检索的文献结果可按期刊论文、学位论文、会议论文、外文期刊和外文会议分组浏览。点击题录下方的"查看全文"和"下载全文"按钮即可获得全文。对于万方数据库的非正式用户,如需查看或下载全文,需要通过购买的方式获得全文。

二、常用外文医学文献检索数据库

1. PubMed

(1) 简介:PubMed是美国国立医学图书馆建立的国家生物技术信息中心研制开发和维护的医学文献检索系统(http://www.ncbi.nlm.nih.gov/pubmed/,图3-11),是NCBI-Entrez整个数据库查询系统中的一个。其数据来源为MEDLINE、Record in process、Record supplied by publisher及OLDMEDLINE等,其中MEDLINE是PubMed的主要数据库源。

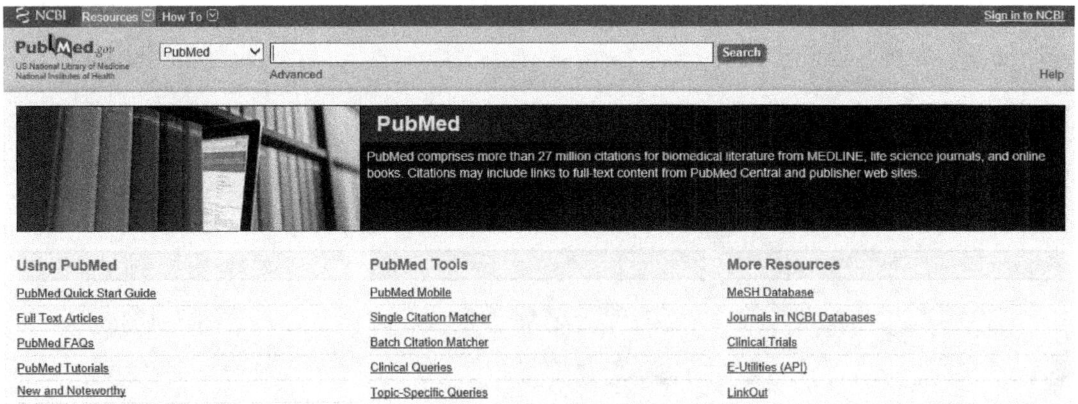

图3-11 PubMed首页

PubMed收录内容包括基础医学、临床医学、护理学、卫生保健、兽医学、营养卫生等多种学科领域。目前数据库收录了全世界80多个国家,用60多种语种出版的5 200多种生物医学期刊的题录、文摘和部分全文,其中包括我国大陆期刊80多种。数据库中的数据每月更新,每年递增35万余条记录。PubMed包括三种索引《医学索引》《牙科文献索引》《国际护理索引》。

(2) 检索方法:PubMed提供基本检索和高级检索两种检索方法。

1) 基本检索:包括自动词语匹配检索、著者检索、期刊检索、短语精确检索、截词检索和字段限定检索等。应用基本检索方法时,根据检索主题和要求,在PubMed检索首页左侧下拉菜单中选择合适的数据库(下拉菜单中包含PubMed在内的NCBI所有数据库),然后在检索框中输入检索词,如题名、作者、主题词、关键词等,点击"Search",完成检索。

笔记栏

2) 高级检索:PubMed的高级检索将检索构建和检索历史整合在同一个页面,方便用户一站式完成检索主题的复杂检索过程。点击检索框下方的"Advanced"链接即可进入高级检索界面。检索时,在左侧下拉菜单中选择检索字段,输入检索词,选择布尔逻辑算符AND、OR或NOT后,再选择第二检索字段,输入检索词。根据检索主题需要,重复上述步骤,完成检索词的限定选项,点击

“Search”，完成检索。

（3）检索结果的处理：PubMed 检索完成后，系统将检索结果以题录的形式显示出来，包括题名、作者、期刊名、卷期起止页以及 PMID 号。对检索的结果，除了默认的 Summary 格式外，还可以选择 Summary（text）、Abstract、Abstract（text）、MEDLINE、XML 和 PMID List。每页可选择显示文献 5 条、10 条、20 条、50 条、100 条和 200 条文献。文献还可以按照检索需求一定的方法进行排序。检索出的文献可通过文献序号上方的方框进行选中，选择文件保存、发邮件、剪贴板等不同的输出方式。对找到文献中有全文的文献，PubMed 可提供免费全文链接、全文链接到相应的出版社或相关的全文数据库。

2. ScienceDirect 全文数据库

（1）简介：Elsevier 是一家荷兰的国际化多媒体出版集团，该公司每年出版 2 200 多种学术期刊和 1 900 多种新书，以及一系列的电子产品。1997 年，Elsevier 将其 1995 年以来出版的所有期刊和图书转化为电子版，推出 ScienceDirect 全文数据库（图 3－12）。其期刊内容涉及四大学科领域：物理学与工程，生命科学，健康科学与人文科学。ScienceDirect 收录期刊种类多，学科覆盖广，期刊质量高，大部分期刊被 SCI、SSCI 和 EI 收录。

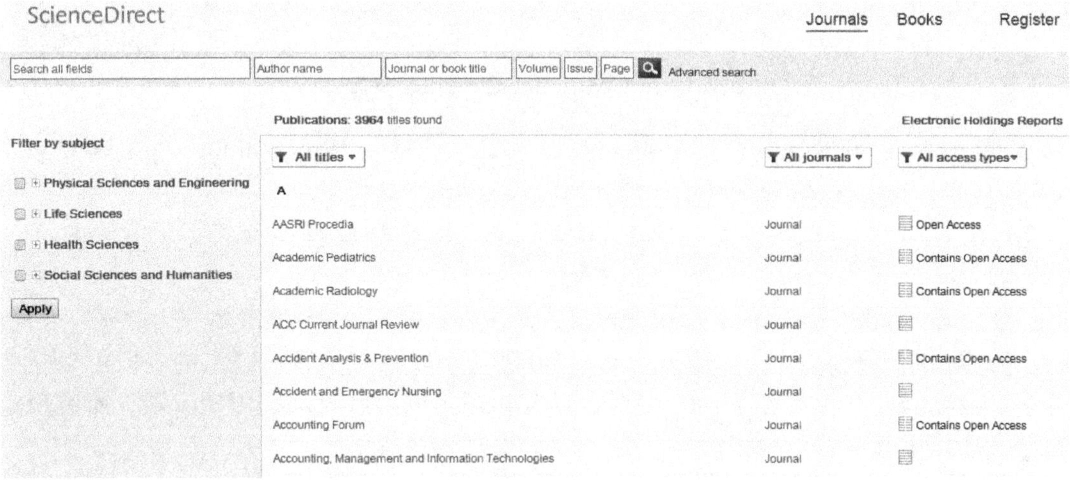

图 3－12 ScienceDirect Journals 首页

（2）检索方法：ScienceDirect（http://www.sciencedirect.com）提供浏览（Browse）和检索（Search）两种文献检索方法。其中，检索又包括基本检索（Search）、高级检索（Advanced Search）、专家检索（Expert Search）三种方式。

1）基本检索：可以在检索框中输入检索词，点击搜索符号进行检索。检索词可以包括所有字段、作者姓名、期刊或图书名称等。

2）高级检索：点击首页检索框右侧“Advanced search”即可进入高级检索页面。高级检索可同时将关键词（Keywords）、作者或编者、题名、杂志号、出版时间、搜索文献类型及检索主题的学科七个方面多个检索条件同时设置后进行检索，以便获得更为精确的检索结果。

3）专家检索：在高级检索界面，点击“Expert Search”可切换至专家检索。用户可直接输入检索式或检索词。与高级检索相同，专家检索也提供检索资源类型、出版时间、主题范围等检索条件的限定，以提高检索的准确性。

3. Wiley Online Library 数据库

（1）简介：John Wiley & Sons 出版公司于 1807 年在美国创建，是有 200 多年历史的专业出版机构。2007 年 Wiley 收购 Blackwell 出版公司，并将其与自己的科学、技术及医学业务（STM）合并组建 Wiley-Blackwell。Wiley-Blackwell 的电子资源通过 Wiley Online Library 平台提供浏览访问及检索服务。Wiley Online Library 数据库（图 3－13）可访问的期刊有 2 100 余种，涉及生命科学、医学、心理学、物理、化学、教育学等多个学科领域，文献类型有期刊、图书、实验室指南、参考工具书及数据库等。

笔记栏

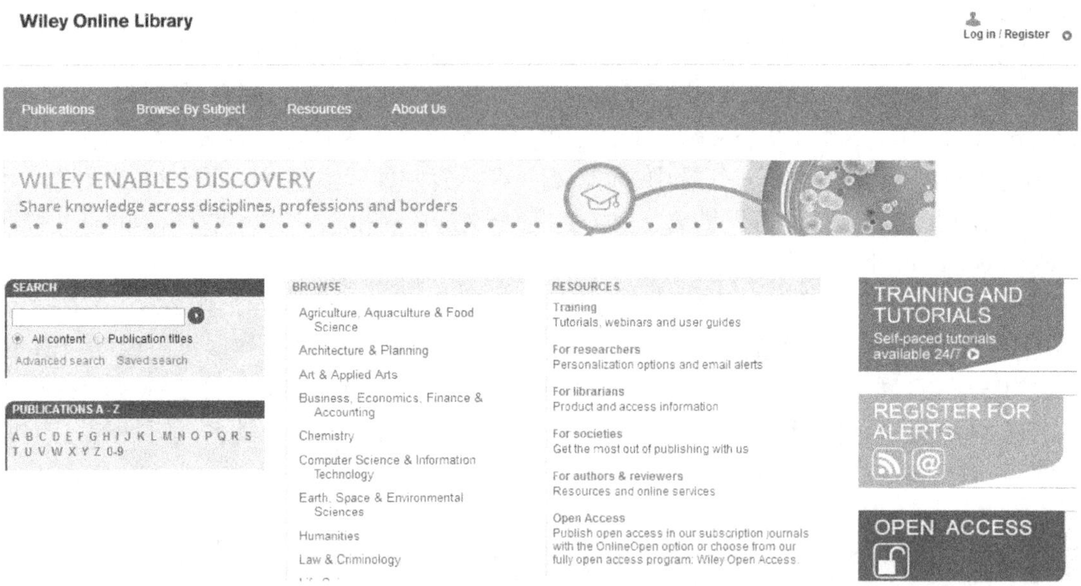

图 3-13 Wiley Online Library 首页

（2）检索方法：打开网址 http://onlinelibrary.wiley.com/。Wiley Online Library 提供了浏览和检索两种功能。其中，检索包括基本检索和高级检索两种方法。

1）基本检索：用户可以在检索框中输入检索词或者检索式，选择检索范围，点击“SEARCH”按钮进行检索。

2）高级检索：点击“Advanced”按钮即可进入高级检索界面，平台提供多个检索词输入框，根据检索主题，确定相应的检索字段后，输入检索词，可进行字段限定检索。限定的字段可以是所有字段、期刊名、文献题名、作者姓名等十三种字段。同时，还提供出版时间的限定字段。所有设定完成后，点击“SEARCH”按钮进行检索。

检索结果的处理：ScienceDirect 的检索结果以题录的形式显示，题录信息包括题名、出处、作者。在题录下提供有文摘、全文、参考文献的超链接。点击题目可进入文献的细览界面，包含有文摘、PDF 全文、参考文献等超链接，用户还可以选择所需的文献保存到个人账户或输出文献题录。

小　结

1. 文献的概念：凡是由人类积累创造的知识，用文字、图形、符号、声频及视频等手段记录下来并用以交流传播的一切物质形态的载体，都称为文献。

2. 文献的分类
   - 按文献出版类型分类
     - 图书
     - 报纸
     - 期刊
     - 会议文献
     - 学位论文
     - 专利文献
     - 其他文献
   - （转下页）

笔记栏

2. 文献的分类
   - （接上页）
   - 按文献的级别分类
     - 一次文献
     - 二次文献
     - 三次文献
     - 零次文献
   - 按文献载体分类
     - 纸质型
     - 电子型
     - 声像型
     - 缩微型

3. 文献检索的概念：是指将文献根据其外表特征（即标题、著者、来源、卷期、页次、文种等）或内容特征（即文献论述的主题），按照一定的方式编排并储存在一定的载体上，通过一定的方法，从检索系统中查出特定文献的过程。

4. 文献检索的分类
   - 手工检索
   - 计算机检索

5. 检索工具的分类
   - 根据检索工具收录范围分类
     - 单一性检索工具
     - 专业性检索工具
     - 专题性检索工具
     - 综合性检索工具
   - 根据检索手段分类
     - 计算机检索工具
     - 手工检索工具

6. 常用文献检索数据库
   - 常用中文医学文献检索数据库
     - 中国生物医学文献数据库
     - 中国知网
     - 维普期刊资源整合服务平台
     - 万方数据知识服务平台
   - 常用外文医学文献检索数据库
     - PubMed
     - ScienceDirect 全文数据库
     - Wiley Online Library 数据库

【思考题】

（1）分别用中国知网的快速检索和高级检索查找压疮护理方面的文献，并比较其异同。
（2）用不同的数据库检索糖尿病健康教育方面的文献，并比较其异同。
（3）结合所在学校的图书馆资源，自拟课题，完成一份检索实践报告。

检索实践报告

1. 检索课题：
2. 检索数据库名称
   中文数据库：
   英文数据库：
3. 检索词
   中文数据库：
   英文数据库：

笔记栏

4. 限定条件

中文数据库：

英文数据库：

5. 检索结果(中、外数据库共检索出多少篇文献，并各列出 3 条题录及摘要)

中文数据库：

英文数据库：

(徐慧文)

笔记栏

第四章

护理研究的选题

学习要点

- **掌握**：① 选题的原则；② 选题的基本步骤。
- **熟悉**：护理研究选题的来源。
- **了解**：研究问题与研究目的的区别。

第一节　选题的原则

一、研究问题与研究目的的区别

1. 研究问题　研究是应用科学方法探求问题答案的过程，研究问题则是需要通过研究来进行回答的具体问题。护理工作中，会遇到各种各样的问题，归结起来大致有以下几类。

（1）已有公认结论的问题：是可以获得相对稳定的答案，已经形成结论，且这些结论在一定时期里被公认为确定的和有效的。如“护士洗手与预防医院感染发生率之间的关系”“术前胃肠道准备对胃肠手术的必要性”等。

（2）永恒的问题：在人类漫长的医护发展过程中，被无数次地追问着，但也许不适合做出一个最后的结论的问题，如“生与死的意义问题”“安乐死的伦理问题”“脑死亡的判断”等，再如护理教育教学研究中也涉及一些“教育的意义和作用”等问题，需要面对的永恒问题。

（3）新发现的问题：护理工作中总会遇到一些以前未曾做出解释的问题，或者是虽然有过解释但是随着社会进步，又有了新的发现，原来的解释已经不能解释现有的现象或问题。如“静脉输入微粒问题”，“医务人员不同洗手方法和洗手时间对医院感染的控制效果差异”等。

（4）个人兴趣指向的问题。

（5）工作中的问题：如“糖耐量降低人群是否需要进行药物干预？”“糖耐量降低患者饮食和运动控制方案的效果？”等。

（6）不可研究的问题：如“护理人员是否需要具备道德素养？”“健康教育最有效的方法是什么？”“如果全国范围内爆发 SARS，传染病医院应如何布局？”等。

2. 研究目的　护理研究的目的是探索、回答和解决护理领域的问题，指导临床实践。而具体某项课题的研究目的则是回答为什么要做这个研究，是研究的意义与理由。研究问题是回答“What”的过程，而研究目的是回答“Why”的过程，也是预期想要达到的结果。

在护理领域，怎样才能真正形成一个有科学价值的问题？首先，必须对构成护理研究问题的各项事物和现象作透彻的分析；其次，对反映及表达的事物与现象的科学概念和专业术语的意义有明确的认识；再次，将解决问题的方法和前景包含其中，对问题可能解决的途径预先做一番构思与论证。把研究问题纳入专业的、规范的程序进行研究，研究问题被专业程序所规范，而成为课题。

二、选题的基本原则

护理研究的选题并无一成不变的格式和完全统一的方法，每项选题都可能存在不确定性和一定风险性，为最大限度地降低风险，增加探索的成功率，在选题时需遵循一定的原则。

1. 实用性　是指从社会需要、科学技术或护理学科发展本身的需要出发，对护理专业发展有意义。优先选择那些与社会生活密切相关、为千百万人所关心的问题，特别是护理领域里亟待解决的问题。鉴于我国目前的护理科研水平、规模和条件，选题更应着重解决护理领域中涉及预防疾病、促进健康、恢复健康和减轻痛苦的实际问题。

有现实意义的选题大致有两个来源：一是社会发展中急需回答的重大理论和实践问题，如老龄化社会“未富先老”带来的老年人社区养老护理问题、我国计划生育政策调整后的助产需求等；二是在护理工作实践中遇到的理论和现实问题，如癌症患者的心理问题、社区空巢老人的养老护理需求、当前医改背景下的医患关系新模式，或是在工作实践中自己提出和发现的各类问题等。

常常可以通过回答下述问题来确定选题的实用性：该问题是否很普遍或具有代表性？研究结果是否可以让患者或者健康相关专业获益？研究结果是否可以增加护理知识的主体？护理人员是否会使用这个研究结果？研究结果是否具有实用价值？研究目标是否能围绕“预防疾病、促进健康、恢复健康和减轻痛苦”的护理目标或者对护理实践、护理管理、护理教育等有帮助等，研究成果如果对以上问题的回答都是“是”，则该问题具有实用性。

2. 创新性　是指研究问题是要解决前人没有解决或未完全解决的问题，体现科学研究的真正价值。这就要求选题要有独到之处，对所研究问题有新的见解，或是在科学或技术上将创造新的成果。原始创新的核心在于所研究领域中基本概念的建立或突破，新方法的建立或新领域的拓展，包括交叉学科新的生长点等，如 Orem 自理理论的创立、护理学与心理学交叉产生的临床心理护理等。积累性创新主要表现为对现有概念、理论、方法等的补充和改良，如“肾移植受者出院后自我管理教育模式的研究与应用”“老年痴呆护理模式的研究”等。

如何才能做到创新是护理研究者普遍认为的难题，许多护理研究新手在选题时常常会有“重要的护理研究都已经被完成了”的错觉，觉得科研创新高不可攀。Sharts-Hopko 呼吁“过去的研究没办法回答未来的问题”，护理人员应在临床实践中界定要研究的问题及主题。选题常常需要在实用性的基础上，进行大量的文献查阅、检索查新分析有无类似报道，综述该问题目前国内外的研究现状和瓶颈，寻找可以尝试的解决途径、可借鉴的其他交叉领域的方法或技术、国内外已有研究中的类似提示等。

选题的创新性可以体现在：

（1）对通说的补充与纠正，即对现有概念、理论、方法等的补充和改良，如“乳腺癌患者不同阶段心理压力及应对方式研究”“不同病区护士与床位比对护理质量控制的回顾性分析”“住院孕晚期孕妇焦虑水平及其相关因素研究”“不同浓度酒精湿化给氧对改善肺水肿所致缺氧的实验研究”等。

（2）对空白的填补，即研究内容是前人或他人未研究过的，主要体现在基本理论、基本概念突破上，建立新的方法，开创新的研究领域，如“复合营养人工膜的研制及临床应用”“中药空气消毒液消毒作用的临床观察”“负压罐转盘式人工流产机的研制与应用”等。

（3）国外已有报道，尚需结合我国实情进行创新性研究、验证，从而引进新的医学科学原理或技术，填补此领域国内空白。如“急性心肌梗死康复护理方案的研究”“护士岗位精细化管理模式的建立与实践”“居家脑卒中患者的康复训练项目”“护理干预对功能性便秘患者生物反馈疗效影响的系列研究”等。

笔记栏

（4）其他如“地震后成批伤员的护理”“急救护理学课程建设系列”等。

举例分析

《眼部护理循证标准在重症监护患者中的应用》*

眼部并发症在重症监护患者中的发生率达37.5%～70.0%(普遍性)，正确的眼部护理可以降低其发生率(实用及推广价值)。循证护理强调以临床实践中特定具体化的问题为出发点，通过系统的文献检索来收集实证资料，寻找最佳的护理行为，再用评判性的眼光来评价它能否取得最佳成效或者是否需要进一步开展研究，研究者学习最新的澳大利亚乔安娜-布里格斯研究中心(JBI)眼部护理循证实践方案和眼部护理质量审查标准(可以尝试用于解决该问题的途径)。研究目的：探索降低眼部并发症的护理循证实践方案(护理技术方案创新)。研究结果：实施眼部护理循证实践方案后，在JBI标准眼部护理质量审查7条标准中4条标准的完成率得到极大提高，干预后重症监护患者结膜充血、结膜暴露和角膜暴露的发生率均较基线阶段明显降低($P<0.05$)，研究结果进一步验证具有科学性。

*引自：郑文燕，程立宏，胡雁等. 眼部护理循证标准在重症监护患者中的应用. 中华护理杂志，2012，10：903－905.

3. 可行性　指选题要有一定的工作基础和研究条件，也包括研究者的研究能力。工作基础包括已经取得的研究结果或预试验结果等；研究条件包括临床研究的伦理审查报告、标本或数据的采集、实验室、相关仪器设备、试剂等；研究能力是研究者过去参与研究工作及发表论文的情况等。

任何研究设计都必须考虑可行性，如研究要花费多长时间？研究工具适当吗？可以找到足够的研究样本吗？要花多少成本？等。一般从以下几方面衡量选题的可行性。

(1) 伦理审查：涉及人的研究，必须严格保证尊重人权，严格审查该研究是符合有益无害、知情同意、保护个人隐私等伦理原则。研究过程应做到知情同意，使研究对象知晓研究内容和意义，尽量使研究对象以最少的时间和较舒适的状态参与研究。

(2) 研究时间及进度安排：合适的研究时间及进度安排是开展研究的基础和保障，如选题涉及慢性阻塞性肺病的患者症状时，适宜选择在冬季进行资料收集。

(3) 样本获取：判断研究对象的选择是否方便，并能确保在一定研究时间内获得足够的研究样本，尤其是涉及少见病、罕见病的护理研究选题。

(4) 需要的合作或协助者：一项成功的护理研究往往是团队协助的成果，能找到合适的合作和协助者也是选题需要考量的主要因素。同时，根据研究的伦理原则，研究人员的经历和专业水平应适合于进行该项研究，研究过程应确保合作者或协助者熟悉研究的内容和意义，以配合研究的进行。

(5) 预实验结果：预实验是在正式实验之前，用少量标本、少量样本或志愿者进行实验，以便摸索出最佳的实验材料或实验条件，控制无关变量，也可以检验选题的科学性和可行性，以免由于设计不周、盲目开展实验而造成人力、物力和财力的浪费，为正式实验打下基础。

(6) 设备和条件：如研究场所、仪器设备、耗材、交通、计算机设备等是否具备，尤其是需要进行实验室检查的选题。

(7) 经费预算：尽管每项研究所需的经费数量不一，但某些开支是必需的，必须保证一定的研究经费，包括直接费用和间接费用，如药品试剂费、检验费、材料费、护理费、研究对象的交通劳务费、研究人员劳务费等。

简而言之，确定护理科研选题的可行性可包括四点：① 实际存在的问题；② 未知的问题；③ 可以通过医学科学(包括护理方法等)解决的问题；④ 具备研究的条件。

4. 科学性　是指选题要"有理、有据"，符合自然科学、社会科学理论或原理，具有充分的医学、护理学等实践依据。需要充分了解拟选课题的国内外研究现状和发展趋势，对于没有科学依据，违反科学常理或者根本不切实际的"课题"要坚决抵制，避免选题误入歧途或低水平重复。

选题的科学性主要体现：① 选题必须有一定的事实根据和科学的理论依据；② 选题要符合客

笔记栏

观规律;③ 科研设计必须符合逻辑,要周密、严谨、科学合理,对整个课题的研究方法、实验方法、研究工作的进度和人力安排等都能做到科学的安排。如"ICU 住院患者医院感染监测及经济学损失评价研究""重症 SARS 患者的护理研究""全麻开胸术后的痰液性质变化及不同雾化吸入方法的排痰效果研究""住院患者对护士人性关怀照护的需求和对策研究"等课题既具有较好的临床实用意义,其成果也可以在一定程度上满足人类健康需要、验证科学原理、丰富护理专业知识,而具有科学性。

第二节 研究问题的来源

任何研究都是从问题的发现开始,在护理实践中提出一个好的值得研究的问题是开展护理研究的第一步。护理研究问题的来源有许多,其中最重要的来源有 4 个,即个人经验、文献检索和学术交流、现存理论及既往研究。

一、护理日常工作和个人经验

科研课题应来源于护理实践,来源于研究工作中尚未解决的问题或产生的矛盾,临床上经常进行的病例讨论、查房、会议、交接班等,都是选题的大好时机。

护理人员的个人工作经验也是研究问题非常重要的来源。从自身体验,尤其是有深刻体验的临床情境中去发现问题,思考问题的成因、影响因素、解决方法,比较不同患者、不同方法、不同背景下的护理结局。如为什么一些通用指南不能适应某种特殊患者?哪些方法可能对该特殊患者有效?国内外有无类似问题的报道?如果有,采取了哪些解决的方法?效果如何?如果没有,是否可以在科学原理指导下尝试新的解决方法等等。再如为什么一些措施只对特定患者有效,而对其他患者无效?特定患者具有的哪些特征与之相关?是否该措施对具有这些特征的患者一定有效?等。

在护理实践中不断提出疑问,不断丰富相关知识,了解相关进展,从经验及观察中,探索研究主题。日常的护理实践是护理研究的主题的主要来源,如"新型医用扩肛器的研制与临床扩肛治疗的应用效率""直肠癌 TME 保肛术的围手术期专业化护理研究""改变低出生体重儿十二指肠插管方法及检测技术的应用""血糖标本的采集时间与测试结果之间的关系""化疗所致静脉炎的护理干预""慢性疼痛患者的非药物性干预效果""早产儿便秘的护理干预""危重症患者家属的心理状态分析"等均为来源临床护理一线的较好的选题。其他如"社区护理领域的居家脑卒中患者的康复训练""社区高龄独居老人意外伤害健康教育干预模式及服务人员急救培训方案研究""社区抑郁老人的护理干预"等是目前社区护理亟待解决的问题。"护理人员按职称上岗实施以患者为中心的整体护理模式的研究""上海市护理人力资源配置与人才需求研究""急诊护理程序规范化管理研究"等护理管理领域中焦点问题。"《健康评估》网络课程教学平台的构建与实施""建立护士终生教育体系的研究与实践""提高高等护理专业自学考试成效的系列研究"等护理教育与继续教育相关主题。

二、文献检索和学术交流

1. *文献检索* 文献是前人对其研究和工作的总结和经验,蕴藏了大量的科研信息和选题来源,文献检索是科学研究不可缺少的手段。临床工作者和科研人员定期、尽可能多地检索同行业或相关领域文献,通过网络、报纸、教科书、期刊论文、专著等,跟踪国内外研究进展,了解已经取得的技术成果、研究方法与技术路线以及存在问题与发展方向。

笔记栏

文献检索贯穿于护理研究的整个过程:选题前有助于掌握学科发展动态,了解选题或主方向相关的国内外进展，拓展思维，丰富选题灵感；选题中，不断进行文献检索，有助于验证选题的创新性，避免低水平重复，也可通过对文献的检索和资料的收集，了解到相关研究基础及研究方法，对研究主题提供可借鉴的理论、方法和技术，确保选题及研究的科学性。例如，恶心和呕吐是化疗常见的不良反应，已有的干预措施能一定程度减少这些不良反应，但是因多种因素恶心和呕吐依然是化疗的常见不良反应，且对患者的生存质量产生明显影响，患者希望问题得到解决，护理工作需要通过研究寻找更有效的干预措施来减少化疗所致的恶心和呕吐。通过文献检索，可以发现多种方式能有效缓解这一不良反应，其中通过“患者自控式止吐给药方式”比传统的医护人员控制式止吐给药方式对缓解恶心、呕吐，减少用药剂量等更有效，那么“患者自控式止吐给药方式”对所有年龄、不同性别、所有种类癌症患者、所有具有恶心和呕吐不良反应的化疗药物都有效吗？还有没有更有效的方法？这些问题就需要进一步进行研究探索。

2.学术交流　各类学术会议、学术争论、同行间的相互交流、期刊或书籍等也是获取选题信息的重要来源。学术会议是以促进科学发展、学术交流、课题研究等学术性话题为主题的会议，一般具有国际性、权威性、高知识性、高互动性等特点，参会者一般为科学家、学者、教师等具有高学历的研究人员，交流的往往是学科前沿和研究热点。期刊或书籍中的护理研究热点，护理学术会议或研讨会中的热点和难点，与会代表指出的护理研究特殊范围的研究需求，有关护理研究的新的研究热点和难点，都是护理科研选题的重要来源。例如，2008 年后地震后的心理护理、灾害护理等；老龄化后的老年护理相关问题等。另一个重要资源为专业指导委员会或者学会确定的研究主题热点顺序，如肿瘤护理研究主题顺序 1995 年为：疼痛、预防措施、生活质量、降低危险/筛查以及伦理主题；WHO 患者安全联盟 2005～2006 年主题“清洁卫生最安全”；2012 年国际癌症护理研究热点：从心理学角度的肿瘤治疗及并发症护理、预防措施及降低危险/筛查、肿瘤专科护士作用、症状管理、社会支持对生活质量等；世界抗癌联盟 2014 年主题“消除癌症误区”和 2016 年主题“我们能，我能战胜癌症”等。

三、现存理论

理论是在联系实际中推演出来的概念或原理，或是经过对事物的长期观察与总结，对某一事物演变过程中的关键因素的提取而形成的一套简化的描述事物演变过程的模型。该模型在全世界范围内，或至少在一个国家范围内具有普遍适用性，即对人们的行为（生产、生活、思想等）具有指导作用。如一般系统理论、压力与适应理论、人的基本需要层次理论、健康信念模式等。

护理实践中检验现存理论也是一种非常重要的研究形式，是理论发展及应用的一个重要过程。在对现存理论、甚至尚有争论的学说进行检验或推论性研究的过程中，通过不断检验整个理论，可以运用其中的一部分或以理论为主体检验在护理实践中的应用。如 Rogers 理论主张在学习过程中，如果学生能将学习视作责任，学习就将变容易，学生应该向老师承诺，在求知过程中，做他该做的事。针对这个主张，可以提出“老师与学生之间的相互认同将影响学习效果”等假设或研究主题来检验这个主张。

护理工作中，涉及许多护理理论及相关理论，这些理论是否适合当下的临床护理或者护理教育等工作？适用于其他领域的理论是否也适用于护理？如学习理论可以预测健康个体的行为，是否同样可以用于预测患者的行为？是否同样可以预测护生的行为？

另外，学科交叉的边缘区和空白区也是选题的重要来源，其中的相关理论是否能在护理实践中推广应用也可以成为较好的护理科研选题。如复旦大学吕军主持“基于社区的产后抑郁症预防干预研究”（国家自然科学基金 No.30872128），是社区护理学与心理学学科交叉项目。该研究的研究背景为：产后抑郁具有很大的危害性，已成为影响母婴健康的公共卫生问题，关注妇女孕产期的心理保健，通过积极的预防干预手段来降低产后抑郁的发病率是非常必要与迫切的。研究突出社区卫生服务特点，首次研制了贯穿孕产妇“孕前-产前-产时-产后”全流程的、关注“生理-心理-社会”综合的产后抑郁症社区预防干预适宜技术，构建了集成人员培训、心理评估、孕产期集体课程、家庭课

笔记栏

程于一体的产后抑郁症社区预防集体心理干预模式，形成了《孕产期心理健康教育手册》《孕期集体心理干预》《产后集体心理干预》。以“集体心理干预模式”为平台，整合课题组研制出的《孕期心理相关危险因素筛查表》《产后心理相关危险因素筛查表》《孕期心理状态自我评估表》三张核心技术筛查评估表，根据干预地区的实际情况，形成了一套可实际操作的产后抑郁症社区预防干预方案，解决了目前产后抑郁在社区筛查方面的技术瓶颈，筛查评估表研制过程严谨规范，考评结果较为理想。干预方案自实施以来得到了干预试点地区的认可，并取得了成效，通过对干预方案的试点，验证与完善筛查技术及模式，最终形成了具有一定推广价值的、符合我国国情的产后抑郁社区筛查技术及模式。

四、既往研究

护理研究不仅可以探讨新的研究问题，也可以从过去的或其他研究者研究问题中导出不少值得研究的新问题。另一方面，过去研究中的研究疑点或反常现象也是较好的新问题研究策略。

通过前人过去完成的研究，可以发现还余留什么问题有待于后续研究。一般包括以下途径。

(1) 现存的研究报告中，一般会在讨论部分提出做进一步研究的建议，这些建议便可成为发现新问题的良好来源。

(2) 部分医学研究，包括护理研究具有长期性连续性的特点，在某一阶段只能完成研究的一部分工作，解决一部分问题，研究需要继续不断深入。

(3) 有些护理研究具有多元性的特点，在一项研究中仅能研究某几个变量或因素，故通过阅读过去的研究论文中所研究的变量或因素，可以启发研究者对其他变量或因素的研究；同时还由于护理研究现象的多元性，有些研究对某些变量或因素未加以控制，或没有发现，因而造成许多研究的结果相互矛盾。为了消除这些矛盾冲突，可以在原有研究设计的基础上，改变设计，增加新变量或控制其他变量，来观察研究结果是否仍然不同。

(4) 一些研究的重要发现与过去的研究或理论有冲突，值得重复实验研究。在做重复研究之前，需考虑“重复研究该问题是否具有重要的意义?”“是否能澄清研究的疑问?”“原来研究的正确性或效度是否有足够的理由怀疑?”

从过去的研究中，护理研究者可以得到许多启发，发现新的有价值的研究问题。要从过去的研究中发现问题尤为重要的一步是查阅有关的文献。

五、其他

从规划、计划、招标指南中选题是护理科研选题，尤其是重点课题的来源，如国家自然科学基金结题项目“大城市新建社区养老设施体系建设标准研究”“城市邻里空间特征对儿童感知与户外体力活动的作用机制”“宁夏地区老年常见慢性病社区护理干预模式的研究”“患者参与患者安全的机制和模式研究”“老年人及脊椎损伤患者压疮易患组织的血氧参量检测及其小波分析”“癌症患者临终关怀准入系统与服务模式的构建研究”“冠心病患者冠状动脉旁路移植手术术前焦虑的研究”“雾化治疗呼吸道疾病中飞沫的产生和运动机理研究”等涉及社会、民生、健康等需求的选题。如宁夏医科大学张琳教授主持的国家自然科学基金(No.30860298)“宁夏地区老年常见慢性病社区护理干预模式的研究”：调查了宁夏地区老年人群的社区护理现状及需求，生活质量、生活自理能力和社会支持状况，常见慢性病(糖尿病、高血压、高血脂)的流行情况及相关危险因素等；并针对这三种常见慢性病开展了为期一年的社区护理干预及其效果评价。此外还开展了针对糖尿病的 PCPA 饮食干预模式研究和针对高血压的护士引导的健步走干预研究，取得了较好的效果，为老年慢性病的防治提供科学依据。中国人民解放军第二军医大学赵继军主持“癌症患者临终关怀准入系统与服务模式的构建研究”(No.70973136)：随着人类文明的发展，社会老龄化问题的突出，癌症发病率和死亡率的增加，临终关怀的需求日趋迫切，但我国明显存在临终关怀不足与过度医疗并存的问题，主要原因在于没有相关的政策法规。临终关怀的准入系统和服务模式是政策制定的关键技术和核心问

笔记栏

题，因此本研究以晚期癌症患者为研究对象，进行我国临终关怀政策制定前期的基础研究，主要包括以下两点：① 采用比较研究、前瞻性调查研究和焦点小组座谈法，构建临终关怀的准入系统，包括临终关怀准入的对象与方法、负责人员、准入程序的运作方式，以及晚期癌症患者生存期的评价工具；② 采用质性访谈法和专家咨询法，构建适合我国国情的临终关怀服务模式，包括服务内容和服务人员的职责；最终形成我国临终关怀政策基础性研究报告，以促进临终关怀规范化发展，落实降低卫生成本和保障基本卫生服务的方针，增加临终关怀政策制定的系统性和科学性。

根据目前国家相关政策，如与艾滋病防治相关的“农村 HIV 感染者/AIDS 患者社区综合关怀支持模式研究”“贫困地区农村艾滋病综合预防管理及健康教育网络模式的研究”“以中学生为核心贫困农村艾滋病、结核病及 HIV/TB 双重感染联合预防健康教育模式研究”等。其中，西安交通大学李小妹教授主持“贫困地区农村艾滋病综合预防管理及健康教育网络模式的研究”(No.70673078)：贫困地区农村是我国艾滋病预防的重点，根据艾滋病的流行病学特点，结合我国特定的社会经济及卫生资源状况，随机选择了陕西省的一个贫困县，以格林及克鲁特的健康教育过程模式为理论依据，采用定性与定量、调查与实验相结合的研究方法，建立了针对贫困地区农村人群，以社区参与为途径，以家庭为核心，以妇女青少年为重点，以县、乡、村、家庭四级网络体系为纵向结构，以艾滋病综合预防及健康教育为横向结构，辐射每一位村民的网络模式。并通过随机分组对照社区干预试验设计，对所建立模式的有效性及经济性进行了评价。项目共涉及 17 个村，1 270 户，9 672名村民。结果显示本模式对村民的艾滋病知识、态度及行为有很好的促进作用，对贫困地区预防艾滋病具有良好的推广作用。通过本项目的实施，共发表文章 16 篇；培养博士生 2 名，硕士生 4 名；组织国际会议 1 次，到会国内外专家 240 名，在国内 3 个省市组织培训会 5 次，培训人员 700 余名。本项目的开展不但为我国在贫困地区实施艾滋病综合预防提供理论及实践依据，为政府制定相关的卫生政策提供参考；而且为西北地区艾滋病的宣传教育培养了良好的师资，形成了艾滋病宣教的网络体系。

从资源优势、地区优势中提炼课题也是选题的来源之一，如中医、中药的资源优势相关的“中药空气消毒液消毒作用的临床观察”“电子耳穴扩宫仪在人流术中的作用”“复方葛根粉治疗大块软组织缺损及骨外露”“白花丹及其制剂治疗皮肤疾患的临床及实验研究”，如地区优势相关的国家社科基金项目“少数民族地区留守老年人社区护理服务研究——以湘鄂渝黔边区为例”等。

第三节 选题的基本步骤

护理科研选题本身也是一项科学研究工作，与研究者的成长有重大关系，能否选好课题，不仅反映一个研究者的工作态度和方法，也反映出研究者的科研水平能力。选题的方向影响研究工作的全局，选题不当会造成科研工作走弯路甚至失败。在整个科学研究过程中，从事科研选题工作要占 20%，甚至更多时间和精力，一般包括以下几个基本步骤。

一、确定研究方向和研究范围

为了能使护理研究不断深入，研究者最好能在一个比较稳定的、熟悉的、有一定客观条件的方向上持续进行研究。护理科研涉及临床护理、护理教育、社区护理、心理护理、护理管理等很多个研究方向，进一步细化或交叉后，又涉及如老年护理、肿瘤护理、成人护理、围产期护理、学习障碍护理、精神护理、儿童护理等多个领域，也可以与现代电子技术、信息技术、网络技术等新技术相结合，把这些技术应用到护理实践，对护理仪器、设备及工具进行改革和创新，以降低护士工作强度、提高护理质量。护理研究者可结合日常工作实践中经常遇到的一些问题，因这些问题与自身的工作结合比较紧密，容易产生兴趣，比较容易确定一个相对稳定的研究方向。

笔记栏

选题的第一步就是要确定研究范围。研究范围通常也是由研究者根据自己的兴趣来确定,需要注意的是研究范围并不是越大越好,小范围的问题往往可以进行更为深入透彻的研究。对于初次步入研究领域者,一个课题一般只解决 1～2 个问题,选题的大小、难易、新老、冷热要适中,避免走极端。确定研究范围时应注意以下几点。

1. 避免贪大求全　选题过大、研究内容过多则不易深入研究。如"外科患者心理问题研究"研究问题过于宽泛,外科包括胃肠外科、肝胆外科、骨科、血管外科、泌尿外科、颅脑外科、整形外科等,心理问题研究涉及面过广,可包括心理问题的发生原因、诱因、评估、诊断、预防、干预及干预效果等多个范围,具体心理问题可包括焦虑、抑郁、恐惧、压力与应对方式、疾病不确定感、情感障碍、自尊等一系列问题,纵向或横向维度又可包括不同心理问题的发生、发展及转归等,研究内容太多,较难完成,尤其是初学者更难完成。往往可以把研究范围缩小为"肝癌患者的抑郁与应对方式研究""头颈部肿瘤放疗患者抑郁症状纵向调查分析""重症胰腺炎患者术后生存质量调查""癌症晚期患者生死观的质性研究"等在研究对象、研究内容和研究变量等方面都比较具体和明确的研究范围。再如"贫困地区农村艾滋病综合预防管理及健康教育网络模式的研究""运用长期护理保险解决我国人口老龄化医疗卫生服务和长期照料问题的研究""从家庭到社会:人口老龄化下的中国长期护理保险制度构建研究""新时期我国护理事业发展中的伦理难题及理论重构研究"等国家自然科学或社会科学基金项目,常常需要有足够的前期积累和充分的可行性和前瞻性,并不适合初学者。

2. 避免分散　首先,选择新的课题,但是不完全排除相对旧的课题,老题可以新作,新题则深作。其次,选择难易适中的选题,太难,研究者自己不具备研究范围所需要的知识结构,不了解这个问题,或只知道一些皮毛,可以获得的有关这个问题的资料太少,且在短时间内也无法弥补,这样的研究范围不适宜选择。而过分简单的研究问题,不需要花什么功夫就能完成,一般实用价值不会太高。再次,对于热门范围和冷门范围,需量力而行。热门课题,研究者众多,不容易有新的突破;冷门课题,资料少、难度大,但有时冷门课题可以对学科建设提供新内容,往往会取得意想不到的效果。最后,缩小范围:一般情况下,最初确立的研究问题往往较大需要进一步缩小范围,使题目研究更具可行性。如研究"老年患者压疮",这个范围看似不大,但涉及内容包括压疮的原因、压疮风险评估、评估工具使用、临床表现、临床分期、预防措施及效果、老年患者伴随的心身问题、治疗措施及效果评价等,研究范围很难集中,可将范围缩小为在研究对象、研究范围、研究变量等方面都比较具体和明确的研究问题,使研究更具有可行性和实用性,如"3 种评估表对住院老年人压疮预测能力的比较研究""ICU 老年患者中压疮发生情况的调查研究""Braden 量表联合近红外光谱仪对老年患者压疮发生的预测作用"等。

3. 符合伦理和法律要求　研究必须优先充分考虑受试者的利益,前瞻性临床研究一定要经过伦理委员会的审核批准和患者知情同意。同时应当考虑国家关于涉及人类受试者研究的伦理、法律与管理规范和标准,也应考虑相应的国际规范和标准。

4. 选题也不宜过小　一些显而易见、常识性问题,尤其是教科书或者循证已有定论的问题,如"如何预防药液在稀释过程中丢失",道理非常浅显,则没有必要作为一个研究问题进行研究。

在此基础上,围绕确定的研究方向和研究范围提出问题,问题提得越多,找到合适的选题的可能性就越大。

二、查阅文献资料、进行系统分析

确定的研究方向和研究范围仅仅是护理科研的萌芽,在此基础上需进一步深入探索和完善,一般要靠查阅国内外相关文献来了解课题的研究进展。对课题的性质、目的、范围、价值及方法等都能有相对明确的认识。

笔记栏

1. 查阅文献　在选题伊始,首先要了解现有的相关研究工作进展,查明有关专著和论文,并尽可能追溯其发展的历史,把握已有的科研成果及动态,在新的起点上选择研究课题。通过查阅资料，现场调查和专家咨询等方法进行深入细致的调查研究，了解有关的科研课题发展、研究水平与今后发展趋势、摸清进行研究的主客观条件。

2. 进行系统分析　这一阶段是选题成功与否的关键，需要对提出的问题进行深入选题的分析。值得注意的是，过程中要保持清醒的批评的头脑，不能过分依赖和盲目相信文献资料，避免墨守成规。充分调研与考察课题的历史、现状及发展趋势，掌握前人对有关课题已做了哪些工作，还存在什么问题，问题的关键在哪里，已有什么结论，有什么经验和教训，必要时对文献资料进行数据分析研究，如 Meta 分析等，以便在新的起点上选择课题。

需要注意的是，选题过程有时为使研究的问题更加清晰、系统、符合选题基本原则，其中的提出问题、文献检索、设计研究方案这些步骤有时是相互交叉、循环往复的，图 4－1 显示了申报课题的基本程序。

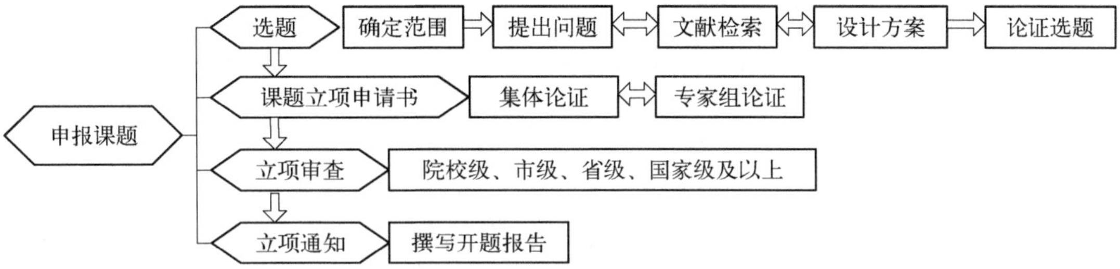

图 4－1　课题申报的基本程序

三、描述研究问题

清晰地描述研究范围及书写简洁的研究问题是研究过程的第一步，也是研究者最困难的工作之一，尤其是初学者，要花许多时间去写研究计划及描述研究问题，且一改再改。一个清晰的问题描述，即选题的名称或题目，可以正确引导整个研究的方向，也可以帮助使用研究结果的人，如果没有清晰的研究问题描述，很难去评价这篇研究，以及将结果运用于临床。

题目是以最恰当、最简明的词语反映最重要的特定内容的逻辑组合，选题的"点睛（精）"之笔就在提炼题目。把科研选题的最重要的特定内容凝结为题目中最具个性化的专指性词语。"点睛"的过程，就是进一步深化、提炼、完善选题的过程，需用心琢磨，切磋斟酌、精益求精。

课程的名称必须明确表述所研究的问题。包括：研究对象、研究内容和研究的方法三个要素。例如，"A Longitudinal Study（研究方法）of Depressive Symptoms（研究内容）in Patients With Head and Neck Cancer Undergoing Radiotherapy（研究对象）""PDCA 循环结合全程健康教育（研究内容）对糖尿病合并非酒精脂肪肝患者（研究对象）随访的效果观察（研究方法）""不同气道湿化方法（研究内容）应用于气管切开患者（研究对象）的效果比较（研究方法）""肝硬化患者（研究对象）自我管理行为量表（研究内容）的研制（研究方法）"等。

一个好的选题名称要简明具体，准确反映研究范围、内容和实质，要符合规范、准确、简洁、醒目的要求。

1. 规范　就是所用的词语、句型规范、科学，不用似是而非的词，不用口号方式、结论式的句型。课题是研究需要解决的问题，这个问题正在探讨，正准备进行研究，不能有结论性的口气。

2. 准确　就是选题的名称要把课题研究的问题是什么，研究的对象是什么交代清楚。课题名称要与研究内容一致，用一个适当的切入口，把研究对象、问题概括出来。要求题目能准确地表达论文特定的主题内容，实事求是地概括作者研究工作所达到的深度和广度，做到题文相符，防止题大文小或用过时词语，如"肺癌护理"，肺癌治疗可用多种手段，如果论文是关于肺癌化疗期间预防化疗药物反应的护理，此命题范围过大，不够具体和准确，如乙肝表面抗原在国际文献检索中已普遍用 HBsAg 表示，再用"澳抗"就不够适宜。

笔记栏

举例分析

冠心病患者冠状动脉旁路移植手术术前焦虑的研究*

冠状动脉旁路移植手术(CABG)是治疗冠心病最有效的手段之一,随着CABG治疗在患者群中的迅速推广,患者个体的社会心理因素所造成的围术期安全问题越来越受到麻醉科和心外科医师的关注(实用性)。研究旨在客观评估冠状动脉旁路移植术患者术前焦虑的临床行为表现、发展规律和特点;确立和发展适用于临床冠心病患者焦虑研究和评估的技术手段;探查影响患者术前焦虑的各种因素(科学性)。研究选取北京安贞医院心外科住院部择期心脏搭桥手术患者为研究对象。开发《心脏手术患者术前焦虑问卷》,并进行信效度检测,研究数据表明该问卷具有良好的信度和效度,适用于心脏手术患者术前焦虑状况的评估(创新性和可行性)。研究探索了冠心病患者围术期应激反应研究的综合方案和数据采集流程。建立了生理物理学指标的采样方案和流程;建立了生化指标的采样方案和流程;并确定了患者围术期认知评定的技术和方法。以上研究结果和工作为后续的科学研究奠定了扎实深入的基础(拟提出新问题)。

*引自:杨小东主持,国家自然科学基金项目(No.30600185).

3. 简洁　是指名称不能太长,能不要的字尽量不要,一般不超过20个字。题目切忌冗长繁杂,用词要斟字酌句,尽量省去一些非特定词,如"的观察""的研究"等,不需写成主谓宾齐全的完整句型。但也不应过于笼统,过于简短,如"中医护理",题目虽短,却不能反映文章主题。题目尽量不要有标点符号,尽量用阿拉伯数字表示数字。但形容词或专业名词的数字不能改用阿拉伯数字,如"十二指肠"的"十二"。

4. 醒目　就是课题研究的切入口适宜、新颖,能使人一看就对课题留下深刻的印象。要求题目要有一定特色和新意,不落俗套,避免与已有文献的题目雷同。如"慢性心力衰竭患者从医院到社区无缝隙护理管理模式的应用""永久性结肠造口患者社会关系质量与希望水平的相关性研究""移动信息技术在骨科延续护理中的应用研究"等。

课题的描述十分关键,如果表述不准确,就直接影响了研究的进行。要注意以下几点。

(1) 科研课题可以用陈述句或疑问句表述,不宜用肯定、结论式语句表述。

(2) 课题描述与论文题目有相似的地方,但也区别于论文题目的表述。课题是问题,要体现研究问题,而论文题目是研究成果的表述形式,是已经取得的研究结论。如"提高高危住院患者预防跌倒依从性的实践及效果"可以是论文的题目,而不适合作为课题的题目。

(3) 科研课题的名称应包含有确定含义的具体问题,不能太大、太笼统,否则研究就无法下手。

(4) 科研课题的表述要完整:一般包括三个部分,即研究问题、研究对象和研究方法。

(5) 科研课题表述时要用语严谨:用学术性的语句,不应用"大白话",不应用比喻句。

四、论证并确定课题

课题论证是指对课题进行全面的评审,评审其是否符合选题的基本原则,并分别对课题研究的创造性和可行性进行论证,以确保课题研究的正确性。经过前期调研,并经过分析、筛选,提出的选题,需要进一步进行论证,这是选题最重要的程序,是基于选题的基本原则进一步验证选题是否具有创新性、实用性、科学性和可行性的过程。具体内容参见本章"第一节选题的基本原则"。

护理科研课题基本确定之后,最好请一些专家学者,相关学科领域或者交叉学科领域的有科研经验的其他研究者,从不同角度对课题的价值和可行性进行论证。评审内容包括:课题的研究目的和预期成果,是否符合临床实践和护理学科发展需求,对国内外现状和发展趋势分析是否正确,开题的论据是否成分,课题的科学意义和经济价值如何,课题的最后成果是否会给社会造成不良后果,课题负责人和成员能否胜任课题的研究任务等。通过课题论证之后,就可以进行下一步的研究工作。有时经过对题目的反复推敲,如果认为不够完善,还可能需要重新命题。

笔记栏

小　结

1. 选题的基本原则
   - 科学性
   - 实用性
   - 创新性
   - 可行性

2. 护理科研选题的来源
   - 护理日常工作和个人经验
   - 文献和学术交流
   - 现存理论
   - 既往研究

3. 选题的基本步骤
   - 确定研究方向和研究范围
   - 查阅文献资料、进行系统分析
   - 描述研究问题
   - 论证并确定课题

【思考题】

(1) 护理科研选题科学性的注意事项有哪些?
(2) 护理科研选题创新性的注意事项有哪些?
(3) 护理科研选题实用性的注意事项有哪些?
(4) 护理科研选题可行性的注意事项有哪些?
(5) 护理科研选题的基本步骤有哪些?

(廖月霞)

笔记栏

第五章

护理研究的设计

学习要点

- **掌握**：① 护理研究设计的相关概念；② 实验性研究、类实验性研究及非实验性研究的设计要素、类型；③ 总体和样本的基本概念及常用的样本量估算方法。
- **熟悉**：① 实验性研究设计的原则；② 实验性研究、类实验性研究及非实验性研究的适用范围。
- **了解**：实验研究、类实验研究及非实验研究的优缺点。
- **应用**：制订合理的科研设计方案。

第一节 概　　述

一、护理研究设计的概念

研究设计是指研究人员通过选择合理的设计方案，使抽象的研究目的具体化，从而形成具体的研究方案，指导整个研究工作科学、有序地进行，最终完成研究目的。研究设计是科研工作的重要环节，集中体现了研究人员的设想和构思，严谨科学的研究设计是保证研究成功的关键。护理研究设计是针对护理科研课题而制订的总体计划、研究方法、技术思路与实施方案。

二、护理研究设计的分类

1. 根据研究设计方法的不同分类

（1）实验性研究：指研究者根据研究目的人为地对受试对象（人和动物）设置干预措施，按重复、对照、随机化原则控制非干预措施的影响，总结干预因素的效果。任何实验性研究的设计必须具备以下三项内容：

1）干预（操纵）：研究者对研究对象施加人为的因素，即研究者有目的地对研究对象施加某些护理措施。例如，"高龄尿毒症患者血液透析治疗的心理及饮食护理"中心理及饮食护理即干预措施。干预是实验性研究和非实验性研究的根本区别。

2）设对照组（控制）：目的是排除干预因素、控制外变量（非干预因素）的影响。

3）随机化：目的是使试验组和对照组能在均衡条件下进行比较，使样本更具代表性。

（2）类实验性研究：研究方法与实验性研究基本相似，不同之处是设计内容缺少按随机原则分组或没有按随机原则取样，但设计中有对研究对象的护理干预（操纵）。类实验性研究可行性较高，比实验性研究更为实用，但研究结果往往不如实验性研究结果可靠。

（3）非实验性研究：指研究设计对研究对象不施加任何护理干预和处理方法。这类研究常在完全自然状态下进行，可操作性强，如质性研究，适用于对所研究问题了解不多或该研究问题情况较复杂时。非实验性研究的结果作为进一步实验性研究的基础，实验性研究的结果又进一步验证非实验研究的意义，这种综合不同研究方法开展的研究在一段时间以来的护理研究中较为常见。非实验性研究没有人为因素的施加，也不控制其他变量的影响，可以用于解释现象，而无法解释因果关系。非实验性研究包括相关性研究、描述性研究和分析性研究。

2. 根据研究目的进行临床研究方法分类

（1）回顾性研究：是从以往临床护理工作积累的病例资料中，选择某一时期同类临床资料进行整理、分析，以从中总结经验、找出规律、指导实践的研究。这种研究不需要预先进行设计和随机分组，资料都是从随访调查或查阅病历中得到。其研究结果可总结经验、寻找规律、指导实践，并为进一步深入研究提供线索。优点是省时、省钱、省力，容易被医护人员采用，也是进行深入研究的基础。缺点是偏差大，常因记录不全而不够准确，使误差增大，并且主观因素多。因此只能用作试探性研究，其结果不能得到科学的结论。

（2）前瞻性研究：又称预期性研究，是把研究对象选定，研究方式预定好，在这些条件下，进行研究追踪，最后在原定计划的时间内做出评估，把符合原来设计方法的所有患者都要列入统计（不是只选有效的来统计），呈现出全部结果的研究。多采用随机对照方法进行研究，如比较性研究中的定群研究属于前瞻性研究。其特点是有明确的研究目的，周密的研究计划，合理的观察指标，并严格按设计要求详细记录临床资料，通过对这些资料的整理、归纳、统计、分析得出某一结论。前瞻性临床研究的质量主要取决于事先的选题和设计以及在临床实施中是否完全按照设计进行，数据资料统计处理是否合理等。前瞻性研究注重对对象的牵连性、影响性、可发展性的把握，对研究对象的本质（潜在性）的挖掘，是一种科学的、合理的研究方法。它有严谨的研究设计，设对照组，有可比性，并有明确的研究指标，一般研究人员也是相对固定的。因此，研究结果是可信的，可作出科学的结论。

3. 根据研究性质不同分类

（1）量性研究：是一种计量研究方法，通过观察指标获得数据资料，用科学方法来验证模式或理论。

（2）质性研究：是从实际观察资料的研究中发现共性问题，属探索性研究和叙述性研究，并从中可建立新模式、发现新知识和新理论。

在护理科研领域，质性与量性方法的整合使用有越来越多的趋势，质性研究方法与量性研究方法各有优缺点，可以互补。质性研究最大的优点是在没有之前的文献或理论可以作为根据时，可以针对所关心的对象或现象收集描述性的数据，通过归纳过程，研究者可以从这些资料整理出重要的因素或可能的线索，为量性实证研究打下基础，或解释量性研究所发现的关系的原因。但是质性研究的限制在于其主观性太强与缺乏普遍的应用性，因此这些因素最好能够再由广泛收集量化数据去加以证实，这也正是量性研究的优点，然而量性研究虽然可以帮助我们了解某些关系是否存在，可是它的限制在于无法让我们深入了解这些关系背后确实的机制或原因。

4. 流行病学研究　流行病学最基本的研究方法是观察性研究、实验性研究及理论性研究三大类。其中观察性研究可分为描述性研究和分析性研究，实验性研究又可分为临床随机对照试验、现场试验及社区试验。

知识拓展

观察性研究，又称非实验性研究或对比研究，确切地说应是非随机化对比研究。该研究的研究者不能人为设置处理因素，同时受试对象接受何种处理因素或同一处理因素的不同水平也不是由随机化而定的。

如研究母乳喂养与人工喂养儿童的生长发育情况，儿童是否喂养不是由研究者所确定的，其喂养方式也不是随机决定的，而是根据母亲的实际情况确定的。该研究进一步可以细分为描述性研究和分析性研究。

笔记栏

长期以来护理科研设计多选用流行病学研究方法，如描述性研究、队列研究和病例对照研究等，推动了护理科研工作的发展。描述性研究主要指通过对常规医学资料的分析，描述疾病和健康状况在时间、地点和人群方面的分布特征，获得有关病因的假设，为进一步深入研究提供线索。队列研究指把一群研究对象按是否暴露于某因素，分成暴露组与非暴露组(对照组)，随访适当时间，比较两组间疾病的发病率或死亡率的差异，以研究该疾病与暴露因素间的因果关系，又称群组研究。但护理学是以自然科学和社会科学为基础的综合性应用学科，其研究内容除医学科学外，还包括人文社会科学，如伦理学、心理学、法学、教育学等多方面，因此护理研究方法需要进一步拓宽，并逐步发展和丰富。

第二节 实验性研究

一、实验性研究设计的原则

1. 对照原则　对照就是在实验中设置与处理组相互比较的对照组。

(1) 设置对照组的意义：是排除非研究因素对实验结果产生的偏差。包括三个基本要求：均衡、同步和专设。

(2) 对照的形式

1) 空白对照：设立不施加任何处理或干预因素的对照。如要验证甲状腺激素的作用，则对照组动物不做任何处理，让其自然生长，而处理组饲喂甲状腺激素制剂，以观察甲状腺激素的作用。

2) 安慰剂对照：给对照组受试者使用无药理活性的安慰剂。消除药物以外因素尤其是受试者精神心理因素影响所产生的偏倚。

3) 标准对照：用现有标准值或正常值作对照，临床上用公认的经典治疗方法或标准治疗方法作对照也属标准对照。

4) 阴性对照与阳性对照：如，研究某化合物是否会致癌的长期动物实验研究中，只有当阴性对照组未发生癌症或仅发生极少量癌症(自发)，实验组和阳性对照组都诱导出有意义的癌症，结果通过统计学分析，对判断受试物的动物致癌性才有参考意义。

5) 相互对照：几个有效处理的实验组互为对照。

2. 随机原则　随机是指在实验分组时，每个实验单位都有相同的概率或机会被分到实验组和对照组，保证各组间非处理因素均衡一致。

(1) 随机化目的

1) 保证处理组和对照组实验单位各种已知或未知的基本特征(如年龄、性别、病情、病程等)均衡可比性。

2) 避免人的主观因素影响。

3) 保证统计分析进行统计推断的前提——随机变量。

(2) 随机化的内容：随机分组、随机抽样、随机实验顺序。

(3) 随机化方法：随机数字表法、随机排列表法，及抓阄、摸球、掷币、抽签等半随机方法。

3. 重复原则　重复是指在相同实验条件下，进行多次实验或观察，重复程度表现为样本含量的大小和重复次数的多少。

(1) 重复的意义：估计实验误差和降低实验误差。

(2) 样本含量估计：在进行样本含量估计时，首先要了解影响样本含量大小的因素，其次需要明确进行样本含量估计的条件，正确选择样本含量估计的计算公式或工具表。

笔记栏

二、实验性研究设计的要素

1. 实验因素　实验因素指研究者根据研究目的施加于受试对象，在实验中需要观察并阐明其效应的因素，即研究因素。可以是生物、理化、心理、社会等因素，也可以是机体本身内在对机体有影响的因素。实验因素的性质、强度和施加方法等必须标准化，在实验全过程中不应随便改变。

2. 受试对象　受试对象也称实验单位或实验对象，为实验因素作用的客体，是接受实验因素的基本单位。根据实验单位的不同，实验性研究分为动物实验研究、临床试验研究和现场试验研究三类。实验单位可以选择人、动物、植物、离体器官、组织、细胞、亚细胞、血清或其他体液等生物材料。而护理学科通常选用人或动物作为受试对象。受试对象入选条件：① 明确纳入标准与排除标准，具有同质性和代表性；② 满足两个基本条件：对处理因素敏感、反应稳定。

3. 实验效应　实验效应作用于受试对象后引起的某种反应，可通过具体的指标来表达。在选择效应指标时要注意指标的关联性、客观性、精确性、特异性和敏感性。

（1）指标的关联性：能够确切地反映处理因素产生的效应。

（2）指标的客观性

1）客观指标：是借助一定的仪器或检验等方式测定所得的客观数据。多数为定量指标。

2）主观指标：是通过研究者观察判断或由受试者自身主观感觉而回答的结果。多数为定性指标。可采取多人、多次、盲法、交叉法进行观察判断。

（3）指标的精确性：包括指标的精密度与准确度。

1）精密度：是指重复测量或观察时，测定值（观察值）与其均值的一致程度。

2）准确度：是测量值的正确性的量度，即测定值（观察值）与真实值的接近程度。

（4）指标的特异性和敏感性

1）特异性：是表示该指标能够鉴别真阴性的能力。

2）敏感性：是表示该指标能够检出真阳性的能力。

知识拓展

临床试验

临床试验指以患者为研究对象，对比临床试验观察干预措施效应的前瞻性实验研究。包括临床治疗药物、治疗方法的比较，也包括社区干预的人群实验。临床试验除了强调随机化分组、设置对照和盲法观察外，还要考虑伦理、失访、依从性和主观感觉对研究结果的影响。

三、实验性研究设计的类型

1. 实验前后对照设计

（1）设计要点：将研究对象随机分为试验组和对照组，试验组给予干预性措施，对照组不给予干预性措施，比较和分析两组测量结果的差别，得出自变量对应变量的影响。在常用的研究方法中，实验前后对照设计是目前公认的标准研究方法，其论证强度大，偏倚性小，容易获得正确的结论。但由于该设计方案有一半的研究对象作为对照组，而得不到新方法的治疗或护理，在临床实施中有一定的困难，加之工作过程较复杂，因此实验前后对照设计的应用推广受到一定的限制。

（2）适用范围

1）用于临床护理或预防性研究，探讨和比较某种新的护理措施对疾病的康复和预防的效果。

2）当所研究的因素被证明对人体确实没有危险性，但又不能排除与疾病的发生有关时，该研究方法可用于病因的研究。

笔记栏

举例分析

选题：延续护理对糖尿病患者血压、血糖以及血脂水平变化的影响

选取2013年1～12月某三甲医院内分泌科收治的糖尿病患者136例，随机分为两组，其中，对照组68例，予常规护理；实验组68例，给予延续护理模式。干预6个月后检测患者血压、血糖及血脂水平。结果接受不同护理模式后，实验组血压控制明显优于对照组，差异有统计学意义；实验组接受干预后空腹血糖及餐后2小时血糖明显低于对照组，差异有统计学意义；治疗后实验组胆固醇、三酰甘油、低密度脂蛋白胆固醇水平较对照组下降明显，差异有统计学意义；治疗后实验组高密度脂蛋白胆固醇水平较对照组升高更明显，差异有统计学意义。得出结论，在糖尿病患者中应用延续护理模式能够明显改善患者血压、血糖及血脂水平，对临床具有指导意义，值得临床推广。

2. 单纯实验后对照设计

(1) 设计要点：将研究对象随机分为试验组和对照组，只有试验组给予干预或处理因素，然后观察或测量所研究的应变量，比较两组结果的不同。

(2) 适用范围：该研究减少了因霍桑效应所导致的结果偏倚，适用于一些无法进行前后比较的护理研究。

举例分析

选题：小组考核在护理学基础操作技能考核中的应用*

研究者采用实验前后对照设计研究，通过随机化原则分组，40名学生分为实验组(20人)和对照组(20人)，均采用小组合作模式进行学习，期末进行统一考核，对照组成绩以个人为单位计算，实验组以小组为单位进行考核，采用拼接考核的方式，以小组中参加考核的学生的成绩作为小组每位成员的成绩。最后通过问卷调查，了解学生对改革后训练与考核方法的评价。结果发现小组合作型实训与考核能充分体现教师的主导和学生的主体作用；能够提高学生技能实训的积极性；能够培养学生的团队精神，为学生的可持续发展奠定思想基础。

*引自：许燕，肖焕新，王秋芳. 小组考核在护理学基础操作技能考核中的应用. 卫生职业教育，2014，32(2)：135-136.

3. 随机临床实验研究设计

(1) 设计要点：将研究对象随机分为试验组和对照组，观察或测量所研究的应变量，然后向各组施加不同的干预或处理因素，再观察或测量所研究的应变量，比较两组结果的变化。

(2) 适用范围：该设计适用于临床护理或预防性研究，探讨和比较某一新的护理措施对疾病的康复和预防的效果。当所研究的因素被证明对人体确实没有危险性，但又不能排除与疾病的发生有关时也可用于病因的研究。该设计研究对象明确，由于使用了随机分配使得已知或未知的干扰因素在组间保持均衡，可有效地控制偏倚。而且随机分配的样本，在两组或多组中的基本状况相对一致，有较好的可比性。但是较费人力、物力和时间。

举例分析

选题：氧化锌粉在脑卒中患者压疮护理中的疗效观察*

将64例压疮患者随机分成观察组和对照组各32例。观察组用氧化锌粉10 g和芝麻油适量调和至不滴液，以干棉签蘸取使用，每日4～6次。对照组用长效抗菌膜外喷，每4小时1次。观察比较两组患者护理前后压疮的分级和愈合情况。

*引自：高莉，孙林霞，朱玉红. 氧化锌粉在脑卒中患者压疮护理中的疗效观察. 护理实践与研究，2012，9(20)：34-35.

笔记栏

4. 所罗门四组设计

(1) 设计要点：所罗门四组设计实际上是为避免霍桑效应及其他因素的影响，将实验前后对照设计和单纯实验后设计结合起来的一种研究方法。

(2) 适用范围：该设计适用于实验前测量本身可能会对实验结果有影响的情况，特别是涉及情感、态度等方面的研究。

举例分析

选题：健康宣教对老年慢性支气管炎患者生活质量改善的影响

选择老年慢性支气管炎患者100人(年龄、工龄、文化程度、体型等一般资料相匹配)，随机分为四组。A1、A2为试验组；B1、B2为对照组。健康宣教开始前，用同样的方法测量A1和B1组患者的生活质量。然后对试验组的患者每周进行两次健康宣教，对照组的患者不给予健康宣教。健康宣教全部结束后，再用同样的方法测量四组全部患者的生活质量情况并进行比较。

四、实验性研究的特点和优缺点

1. 实验性研究的特点

(1) 干预：亦称操纵，指研究者对研究对象确定有人为的施加因素，研究设计中加有护理(或实验)的干预部分，即研究者有目的地对研究对象施加某些护理措施。而这些施加因素多是作为研究的自变量来观察，其引起的结果则是研究的应变量。干预是实验性研究和非实验性研究的根本区别。

(2) 设立对照："对照"是指将条件相同、诊断方法一致的研究对象分为两组，一组是对照组，另一组为试验组，接受某种与对照组不一样的试验措施，最后将结果进行比较，目的是控制干扰变量的影响，以突出两组(或多组)间结果的差异及其程度。如"研究饮食和糖尿病的关系"对受试者的每日饮食量、所摄入的总热量、性别、体型等都应尽量控制。

(3) 随机化：随机化的含义包括两个方面：① 随机抽样，从目标人群中选取研究对象时，要符合随机的原则，将符合条件的研究对象纳入研究中，用样本所得的结果代表总体的状况，不得随意改变、任意取舍。随机抽样的目的是使研究对象总体中的每一个体都有同等机会被抽取作为研究对象。② 随机分组，在随机抽样基础上使研究对象有相等概率被分到试验组或对照组的分组方法，目的是使每一个研究对象都有同等的机会被分到试验组或对照组中去。

随机化是护理研究设计的重要研究方法和基本的原则之一。在护理研究中，因为受到各种因素的影响，所以采取随机化的方法对研究对象进行选择和分组可以保证研究结果的准确性。相反如果违背了随机化的原则，会人为地夸大或缩小组间差别，使研究结果出现偏差。从而不可信。

2. 实验性研究的优缺点

(1) 优点：实验性研究能准确地解释自变量和应变量之间的因果关系，是检验因果假设最有说服力的一种研究设计，能较好地反映研究的科学性和客观性。

(2) 局限性：由于大多护理问题的研究对象是人，很多研究中的变量如气候、环境、涉及伦理或隐私等问题无法得到完全控制，导致实验性研究在护理问题的研究中应用的普遍性差。另外在实际研究过程中，很难找到完全相等的对照组。

第三节　类实验性研究

笔记栏

类实验性研究，也称半实验研究，与实验性研究方法基本相似，不同之处是设计内容缺少按随机原则分组或没有按随机原则取样，但设计中有对研究对象的护理干预内容(操纵)。类实验性研究可行性较高,比实验性研究更为实用,但结果不如实验性研究的可信度高。

知识拓展

类实验性研究的设计与实施原则与标准的现场实验相比,除研究对象的分组一项之外,其余基本相同。类实验无法随机设对照组,但仍常设非随机对照组。如研究者规定甲地饮水加氟而乙地不加,又如选择甲校学生注射某种新的生物制品以预防某病,而乙校不注射,然后甲乙两校作比较。

一、类实验性研究的特点

(1) 因实际情况不允许,研究对象常不作随机分组。

(2) 研究对象数量较大、范围较广。

(3) 无平行的对照,有时有类对照或自身对照。

二、类实验性研究的类型

1. 无相等对照组设计　根据标准选择合格的、愿意参加的研究对象,按随机或非随机的方法将研究对象分为试验组和对照组,施与不同的干预措施,然后观察比较其结果。

非随机分配对象是指研究对象的分组不能完全按照随机分配的原则进行,往往是一种自然存在的状态。如研究健康宣教对腹膜透析患者的影响时,可以将一个医院的住院患者作为对照组,另一个医院的住院患者作为试验组来进行研究。在该情况下,对照组患者并不是随机分配的。此方法简单,易掌握,可操作性强,实施方便。短时间内可获得较大的样本量,尤其是当某个医院合格的病例数较少或对某种疾病不同医院实施的疗法不同时,该设计方法较为适用。但是若分组不随机,试验组与对照组可比性就较差,从而影响结论可信度和说服力。若患者来源于不同医院时,则医院间的诊断方法、医疗水平、患者的病情等都可能存在不可比的情况。

2. 自身实验前后对照设计　同一研究对象接受前、后两个阶段、两种不同的处理措施,然后对其效果进行比较。因为是同一个体,故前后两个阶段不需再分层,但第一阶段同第二阶段的观察期必须相等。

该研究方法的研究方向是前瞻性的,属于从“因”到“果”的研究。主要适用于慢性复发性疾病的护理试验,因为慢性复发性疾病,才有机会使每个研究对象接受前后两种措施。如在第一阶段已治愈的疾病,则不可能也不需要作第二阶段的护理措施,受试者在使用第二阶段护理措施之前,必然是已使用过第一阶段的护理措施,不论其是否有效,在病情未见好转或病情复发时,均应使用第二阶段的护理措施。

自身实验前后对照设计通过受试者自身前、后两阶段疗效比较,可以排除个体差异而不需要分层,所需的样本量小,统计学效率较高,代表性好,结果可信;而且每一患者在研究过程中均有接受新护理措施或新疗法的机会,符合伦理原则。但是若两阶段观察期过长,可能使两阶段开始前的病情不一致,则可比性差;而且研究分为两个处理阶段,两个阶段间需有一个“洗脱期”,目的是尽可能地避免第一阶段措施的影响,对洗脱期的长短应有一个适当估计,估计的原则是保证第二阶段开始时,研究对象的一些重要指征(如病情等)应同第一阶段开始时相同或尽可能相似。

举例分析

选题:健康宣教和心理护理两种措施对肠易激综合征患者症状改善的效果比较

随机抽取肠易激综合征患者100人,首先对100人进行了3个月的健康宣教(每周2次),其结果只有10人反应症状得到了改善,经过一段时间后,再对100人进行了3个月的心理护理(每周2次),结果53人反应症状得到了改善。

笔记栏

3. 时间连续性设计　其实是自身实验前后对照设计的一种改进。当自身变量的稳定性无法确定时，可以应用时间连续性设计。

举例分析

选题：某医院计划采用患者满意度评分与医护人员绩效挂钩的方法，并了解这种方法所带来的出勤率、工作差错等方面的影响

因不能在同一个医院里实行不同的绩效政策而无法设立相等的对照组。所以采用了类实验研究中的时间连续性设计。具体措施是在实施新政策前每隔一定的时间（如1个月）收集一次资料作为对比的基础资料。连续收集几次后再开始实行新的政策，以后再每隔一定时间用同样的方法收集资料并进行比较。

三、类实验性研究的优缺点

1. 优点　类实验性研究在实际人群中进行人为干预因素研究的可行性高，同实验性研究相比更为实用。特别是在护理实践中当无法严格控制干扰变量而不能采用实验性研究来回答因果关系时，类实验性研究是较好的研究方法。

2. 缺点　由于类实验性研究无法随机，已知的和未知的干扰因素就无法像随机实验那样均衡分布在各组中，特别是对于无对照组的类实验，效果的判断更是很难完全归因于干预措施，故结果不如实验性研究的可信度高。

第四节　非实验性研究

非实验性研究指研究设计内容对研究对象不施加任何护理干预和处理的研究方法。这类研究常在完全自然状态下进行，所以简便易行。适用于对所研究问题了解不多或该研究问题情况较复杂时选用。其研究结果可用来描述和比较变量的情况，如描述性研究、比较性研究及相关性研究等都属于非实验性研究，其研究结果虽然不能解释因果关系，但却给实验性研究打下了重要的基础，许多实验性研究都是先由非实验性研究提供研究线索，再由实验性研究予以验证的。

一、非实验性研究的特点

(1) 不施加任何护理干预和处理，在完全自然状态下进行。
(2) 简便易行。
(3) 是实验性研究的基础。

二、非实验性研究的类型

1. 描述性研究　描述性研究是利用已有的资料或特殊调查的资料进行整理归纳，对疾病或健康状态在人群中的分布情况加以描述，并通过初步分析，提出关于致病因素的假设和进一步研究方向的设计类型。

描述性研究是目前护理学科应用最多的一种研究方法，当对某个事物、某组人群、某种行为或某些现象的现状尚不清楚的时候，为了观察、记录和描述其状态、程度，以便从中发现规律，或确定可能的影响因素，用以回答“是什么”和“什么样”的问题的时候，多采用描述性研究，通过对疾病、健康或事件的基本分布特征的了解，获得启发，形成假设，为进一步分析打下基础。

笔记栏

描述性研究可能事先不需要设计预期目的，也可以不确定自变量和应变量（因为常常还不知

道),但是在研究开始前,需要确定观察内容和变量,以便做到有系统、有目的和比较客观的描述。在护理研究项目中,如现况调查、相关因素和影响因素的调查、需求的调查等均属于描述性研究的范畴。描述性研究设计包括现况调查和纵向研究等方法。

(1) 现况调查:根据事先设计的要求,在某一特定人群中,用普查或抽样调查方法,在特定时间内收集某种疾病的患病情况,分析疾病患病率以及疾病与某些因素之间的关系,是护理描述性研究中最常用的一种方法。

现况调查适用于病程较长而发病率较高的疾病(如慢性疾病),对于病程较短的疾病多不适用,因为调查时许多人可能已逐渐痊愈。

1) 现况调查的目的:① 监测高危人群,在人群中筛查患者,达到早期发现患者、早期诊断和早期治疗的目的;② 描述疾病或健康状况在特定时间内,在某地区人群中分布情况;③ 描述某些因素或特征与疾病之间的关系,寻找病因及流行因素线索,以逐步建立病因假设;④ 了解人群的健康水平,找出卫生防疫和保健方面应该开展的工作,为卫生保健工作的计划和决策提供依据;⑤ 研究医疗卫生与护理措施效果;⑥ 进行疾病监测,研究某些疾病的分布规律和长期变化趋势。

2) 现况调查的类型:多分为普查和抽查两类。

(a) 普查:是根据一定目的,在特定时间内对特定范围内所有对象进行调查或检查。主要用于:① 在人群中早期发现患者;② 了解疾病的基本分布情况;③ 了解人群健康水平,建立生理标准等。普查的优点:通过普查能发现人群中的全部病例,促使其能及早得到治疗,同时可以普及医学知识,最后将普查的资料制成相应的图、表,可较全面地描述和了解疾病的分布与特征,还可揭示某些明显的规律性,为病因分析提供线索。普查的缺点:当普查工作量太大时工作容易不细致,难免遗漏造成偏倚;由于工作量大仪器不够用而影响检查的速度与精确度;另外,普查方法不适用于患病率很低且无简单易行诊断手段的疾病。

(b) 抽样调查:是一种非全面调查,即从研究人群的全体对象中抽取一部分进行调查,并据以对全部调查研究对象作出估计和推断的一种调查方法。显然,抽样调查虽然是非全面调查,但它的目的却在于取得反映总体情况的信息资料,因而,也可起到全面调查的作用。根据抽选样本的方法,抽样调查可以分为概率抽样和非概率抽样两类。概率抽样是按照概率论和数理统计的原理从调查研究的总体中,根据随机原则来抽选样本,并从数量上对总体的某些特征作出估计推断,对推断出可能出现的误差可以从概率意义上加以控制。习惯上将概率抽样称为抽样调查。抽样调查比普查花费少、速度快、覆盖面大且正确性高。由于抽样调查范围远远小于普查范围,容易集中人力、物力,并有较充足的时间,因而具有精确细致等优点,一般较为常用。抽样调查的缺点是不适用于患病率低的疾病,不适用于个体间变异过大的资料,并且设计、实施和资料的分析均较复杂。

(2) 纵向研究:纵向研究也称随访研究,是对一特定人群进行定期随访,观察疾病或某种特征在该人群及个体中的动态变化,即在不同时间对这一人群进行多次现况调查的综合研究。通过纵向研究,可全面了解某病的发展趋向和结局,认识其影响因素和疾病的自然发展史。如对妊娠期糖代谢异常孕妇进行产后随访研究,同时了解其饮食习惯、体力活动等情况,观察其发展为糖尿病的可能性有多大。

随访的间隔和方式可根据研究内容不同而有所不同,可短到每周甚至每天,也可长至一年甚至数年。纵向研究观察的对象常常影响结论的适应范围,除了环境因素外,患者个体特征也影响疾病转归,如患者年龄、性别、文化程度、社会阶层等。因此,纵向研究时尽量考虑观察对象的代表性。纵向研究是无对照研究,所以结论应慎重。

2. 相关性研究　相关性研究是探索各个变量之间的关系或有无关系的研究。与描述性研究相同的是没有任何人为的施加因素。与描述性研究相比,相关性研究有明确的观察变量,因此比描述性研究有更多的“探索”原因的作用,可为进一步的研究提供研究思路。如研究人员在饮咖啡和降低 2 型糖尿病患病风险之间进行的相关性研究,通过相关性研究初步确定变量之间的关系,可以为进一步形成实验性研究提出研究思路。

笔记栏

3. 分析性研究　分析性研究是在自然状态下进行的，对两种或两种以上不同的事物、现象、行为或人群的异同进行比较的研究方法。分析性研究与描述性研究一样，均无任何人为的施加因素，完全在自然状态下进行，而其不同之处在于描述性研究是对某一种现象的描述，而分析性研究是针对已经存在差异的至少两种不同的事物、人或现象进行分析比较的研究。根据其研究的目的不同，可以将分析性研究分为队列研究和病例对照研究两种类型。

（1）队列研究：属于前瞻性的研究，是将人群按是否暴露于某种可疑因素及其暴露程度分为不同的亚组，追踪其各自的结局，比较不同亚组之间结局频率的差异，从而判定暴露因子与结局之间有无因果关联及关联大小的一种观察性研究方法。队列研究的基本原理是在一个特定人群中选择所需的研究对象，根据目前或过去某个时期是否暴露于某个待研究的危险因素，或其不同的暴露水平而将研究对象分成不同的组，如暴露组和非暴露组、高剂量暴露组和低剂量暴露组等，随访观察一段时间，检查并登记各组人群待研究的预期结局的发生情况，比较各组结局的发生率，从而评价和检验危险因素与结局的关系。

根据特定条件的不同可以将队列研究分为出生队列和暴露队列；根据人群进入队列时间的不同可以将队列研究分为固定队列（是指人群都在某一固定时间或一个短时期之内进入队列，之后对他们进行随访观察，直到观察期结束，成员没有因为结局事件以外的其他原因退出，也不再加入其他新队员，及在观察期内保持队列相对固定）和动态队列（即在某队列确定后，原有的队列成员可以不断退出，新的观察对象可以随时加入）。

1）队列研究的特点：① 研究方向是纵向的、前瞻性的，即由因及果的研究；② 根据暴露因素的有无来确定群组的划分；③ 暴露因素不是人为施加的，而是客观存在的；④ 可直接计算发病率，并据此评价暴露因素与疾病的关系。队列研究多适用于检验一种暴露与多种结果之间的关联或评价预防和治疗的效果。

2）队列研究的类型：① 前瞻性队列研究，是队列研究的疾病形式。研究对象的分组是根据研究对象现时的暴露状况而定的，此时研究的结局还没有出现，需前瞻观察一段时间才能得到；② 历史性队列研究，研究对象的分组是根据研究开始时研究者已掌握的有关研究对象在过去某个时点的暴露状况的历史资料作出的；③ 双向性队列研究，也称混合性队列研究，即在历史性队列研究的基础上，继续前瞻性观察一段时间，它是将前瞻性队列研究与历史性队列研究结合起来的一种模式，因此，兼有前瞻性队列研究和历史性队列研究的优点，且相对地在一定程度上弥补了各自的不足。

3）队列研究的优缺点：

（a）优点：① 队列研究能够直接获得两组的发病率或病死率，以及反映疾病危险关联的指标，可以充分而直接地分析病因的作用，检验病因假说的说服力强；② 可同时调查多种疾病与一种暴露之间的关联。

（b）缺点：① 耗费大量的人力、物力和时间；② 不适用于少见病的研究。

举例分析

选题：老年 2 型糖尿病发病相关临床指标的 2 年队列研究

本研究利用苏州市相城区 60 岁及以上老年人连续 2 年的健康体检资料，抽取没有糖尿病发病史，血糖正常的老年人作为研究对象，共获得 1 848 人，进行以糖尿病为结局的 2 年队列研究。应用 SPSS19.0 软件进行单因素分析，多因素非条件 LOGISTIC 回归分析它们之间的关系。结果单因素分析表示静息心率过快、高血压、肌酐低值、高三酰甘油血症、超重、肥胖有统计学意义，其 RR 值分别为 2.014，2.321，2.682，1.764，2.440，2.597。多因素 LOGISTIC 回归显示静息心率过快、高血压、肥胖、超重、肌酐低值、高三酰甘油血症有统计学意义，其 RR 值分别为 1.882，2.117，2.207，2.388，3.037，1.681。结论老年人两年后 2 型糖尿病发病的危险因素有肥胖，超重，静息心率过快，高血压，低肌酐水平，高三酰甘油血症。

笔记栏

(2) 病例对照研究：是比较患某病者与未患该病的对照者既往暴露于某个(或某些)可能危险因素的百分比差异，以判断这些因素与该病有无关联及关联程度大小的观察性研究方法。其基本原理是以现在确诊的某特定疾病患者作为病例，以不患有该病但具有可比性的个体作为对照，通过询问，实验室检查或复查病史，搜集既往各种可能的危险因素的暴露史，测量并比较病例组与对照组中各因素的暴露比例，经统计学检验，若两组差别有意义，则可认为因素与疾病之间存在着统计学上的关联。在评估了各种偏倚对研究结果的影响之后，再借助病因推断技术，推断出某个或某些暴露因素是疾病的危险因素，而达到探索和检验疾病病因假说的目的。这是一种回顾性的，由结果探索病因的研究方法，是在疾病发生之后去追溯假定的病因因素的方法，近年来病例对照研究得到越来越广泛的应用，它是流行病学研究，特别是病因学研究的一个得心应手的工具。

1) 病例对照研究的用途：病例对照研究是一种回顾性研究，是从果查因的研究方法，多用于研究发病危险因素，尤其适合于罕见病和潜伏期长的疾病的病因研究。

2) 病例对照研究的优缺点：优点是该研究方法省时、省人力、省物力，能充分利用资料信息，而且只需少量的研究对象即可进行，一次研究可探索多种可疑因素。缺点是该研究中选择性偏倚和回忆偏倚控制的难度大，而且对照组的选择较困难，难以完全控制外部变量。

三、非实验性研究的优缺点

1. 优点

1) 非实验性研究是在完全自然的状态下进行研究，因此是最简便、易行的一种研究方法。

2) 非实验性研究可以同时收集较多的信息，特别适用于对研究问题知之不多或研究问题比较复杂的情况，用来描述、比较各种变量的现状。

(3) 非实验性研究是实验性研究的基础，是护理研究中最常用的一种研究方法。

2. 缺点

(1) 非实验性研究没有人为的施加因素。

(2) 无法控制其他变量的影响，因此一般情况下无法解释因果关系。

第五节　样本量的确定

护理研究对象的选择从理论上讲是该研究某种现象和疾病的全部病例最为理想，可以取得全面、完整的资料，避免抽样误差。可事实上，一些现象是不可能进行全面调查的。即使可以取得全面资料，也会因为增加工作量而产生误差。而且所获得的总体在一定层次上仍然是一个有限的总体。如在一个县(市)范围内某种疾病的全部病例，对省、地区而言也只是一个样本。

一、基本概念

1. 总体

(1) 总体：根据研究目的确定具有相同性质的个体所构成的全体，更确切地说，是具有相同性质的所有个体某种变量值的集合，总体所包含的范围随研究目的的不同而改变。例如，在人口普查中，全部人口就是总体，而其中每一个人就是一个个体；研究某城市中学生的身高分布情况，此时全体中学生的身高是一个总体，而每个中学生的身高则是一个个体。总体既可以是指同类事物的全体，也可以是指满足某种要求的事物的全体。总体的范围因研究目的的不同而变化。例如，某城市的中学生身高，既可以把某城市的全体中学生作为总体，也可以把某个学校的全体中学生作为总体研究。

(2) 有限总体：通常限于特定的时间、空间、人群范围之内，若同质研究对象的所有观察单位的

笔记栏

所研究变量取值的个数为有限个数，则这个总体称为有限总体。如研究某大学新生的心理状况，则该大学所有的新生构成的是一个有限总体。

（3）无限总体：有时在另一些情形下，总体是假设的或抽象的，没有时间和空间的限制，观察单位数是无限的，称为无限总体。

（4）目标总体：是符合条件的所有个体的集合体，是研究者所要推论的整个的集合体。

（5）可得总体：是目标总体的一部分，是研究者根据研究的需要能方便抽取的总体。

（6）观察单位：亦称个体或研究单位，指研究总体的单位组成部分，是科学研究中的最基本单位。

2. *样本*　样本是指从总体中抽取的部分观察单位，其研究变量实测值构成样本。为了使样本能够正确反映总体情况，对总体要有明确的规定；总体内所有观察单位必须是同质的；在抽取样本的过程中，必须遵守随机化原则；样本的观察单位还要有足够的数量。又称"子样"。按照一定的抽样规则从总体中取出的一部分个体。样本中个体的数目称为"样本容量"。

3. *误差*　护理人员主要以人为研究对象，由于人与人之间的个体差异较大，加上心理、情绪等因素的影响，常会导致研究的条件难以控制等，导致研究者的观察结果偏离真实的情况，造成误差。误差的常见原因有两种基本类型，即偏倚和随机误差。

（1）偏倚：亦称系统误差，是指测量的结果系统地向一个方向发生偏离所产生的误差。不是由随机抽样所引起的，而是由某些不能准确定量的但较为恒定的因素所致。偏倚可来自：

1）观察者：如在调查中调查员倾向性暗示或在检验操作中由于个人技术偏差所致。

2）受试者：即抽样不均匀、分配不随机或观察单位本身变化所致。

3）仪器：因仪器未校正、发生故障或使用不当所致。

4）外环境的非试验因素。

从理论上讲，偏倚可以在设计、实施、分析等过程中设法避免，即通过严密的科研设计，客观科学的测量方法和适当的分析手段来避免它的影响。但这主要是针对已知的偏倚而言，但对未知的偏倚，尚无法控制，除了严格的随机化研究方法。在护理学研究中，因为主要的研究对象是人，像动物实验那样做到两组基本情况完全一样几乎是不可能的，加上患者的心理、情绪变化，拒绝或中途退出试验等因素，均会影响科研结果的正确性。因此，研究者应通过周密的设计和科学思维将偏倚造成的影响控制到最低程度。偏倚按其在研究过程中出现阶段的不同，主要归纳为 3 种：选择性偏倚、信息性偏倚和混杂性偏倚。

（2）随机误差：即抽样误差，从同一总体中随机抽取含量相等的若干样本，算得的样本指标往往不一定相等。虽然使用了随机抽样的方法，但抽样产生的样本指标与总体指标仍存在差异。这种差异称为随机误差。由于观察单位间存在个体差异，样本又未包含总体的全部信息，因而抽样误差是无法避免的。在抽样检查中，由于用样本指标代替全部指标所产生的误差可分为两种：一种是由于主观因素破坏了随机原则而产生的误差，称为系统性误差；另一种是由于抽样的随机性引起的偶然的代表性误差。抽样误差仅仅是指后一种由于抽样的随机性而带来的偶然的代表性误差，而不是指前一种因不遵循随机性原则而造成的系统性误差。影响随机误差发生的因素是样本的大小，理论上希望要尽可能减小随机误差，样本应越大越好，实际上又不可能随意扩大样本量。另外还有观察对象个体间的差异性和对偏倚和随机误差的容许接收范围等因素的影响。

4. *抽样过程及方法*　抽样是指从总体抽取部分观察单位获得样本的过程。抽样是临床护理研究中的基本方法之一。当然获取样本仅仅是手段，还要规定样本的条件，通过样本信息来推断总体特征才是研究的目的。例如，农科站要了解农田中某种病虫害的灾情，会随意地选定几块地，仔细地检查虫卵数，然后估计一公顷农田大约平均有多少虫卵，会不会发生病虫害。

（1）抽样过程的一般步骤

1）明确总体：根据护理研究的目的选择合适的研究总体，这是研究的关键环节。

笔记栏

2）列出抽样标准：在确定研究总体时，对研究对象特征及范围进行界定。抽样标准包括诊断标准、纳入标准和排除标准。

3）选择合适的样本量及抽样方法：样本量应根据研究目进行合适的选择。抽样方法的选择应根据研究对象的人群特征来进行。如果研究对象的特征差异较大，可采用分层抽样方法。如果调查样本大，涉及单位多，且各单位情况比较一致，可采用整群抽样方法。

4）选择样本：确定样本量及抽样方法后，在研究对象中选择符合抽样标准的样本进行研究才能保证研究的真实性与科学性。

（2）抽样原则

1）保证样本的可靠性：指样本中每一观察单位必须来自同质的总体，对研究对象的选择要有明确的诊断标准、纳入标准和排除标准。

（a）诊断标准：是对病种、病型、病程、病情等严格区分，给出正确诊断，在制定疾病诊断标准中，要注重参考国际上如 WHO 所建议的通用标准，取得诊断标准的一致，便于国际比较和交流。除此以外还要注意某些疾病诊断标准的更新，尽量选取最新的诊断标准，如肠易激综合征的诊断从最初的罗马Ⅰ标准，到后来的罗马Ⅱ标准，再到现在的罗马Ⅲ标准，在不断地完善和更新，尽量选用罗马Ⅲ标准。

（b）纳入标准：在符合统一诊断标准的同时，还需制订符合研究课题要求的纳入标准。纳入标准的要点是从复杂的群体中，选择相对单一临床特点的对象进行研究。例如，研究原发性脑桥出血的预后评估，除临床和影像学符合原发性脑桥出血的诊断标准外，可以规定：① 年龄为 18～90 岁；② 起病 24 小时内入院；③ 既往无卒中病史等三条为该研究的纳入标准。如急性心肌梗死患者的自护能力，研究对象除符合心肌梗死的诊断标准外，研究者规定：症状发作 1 周后、75 岁以下的患者等两条为该研究的纳入标准。

（c）排除标准：护理研究的实施和结果往往受研究对象的来源、病情、社会经济地位、心理特点以及接受治疗等因素的影响。为了防止这些因素的干扰，在研究对象的选择上，还应根据研究目的以及干预措施的特点，制定相应的排除标准。例如，研究原发性脑桥出血的预后评估，研究对象排除标准是：① 影像学资料缺失；② 头颅 CT 或 MRI 显示出血累及小脑；③ DSA 或 MRI 增强扫描显示为继发性脑桥出血：包括动脉瘤破裂、海绵状血管瘤、外伤后出血及出血性梗死等；④ 患者本次入院已存在严重的肝肾疾病、心血管疾病、血液病或恶性肿瘤等。由此在纳入标准和排除标准的共同控制下，抽出符合诊断标准的病例入组，从而避免过多因素的干扰，使得研究结果有相对可靠的病例基础。

2）选取有代表性的样本指样本能充分反映总体的本质，要求样本必须满足两条原则。

（a）随机化原则：因为在一个人群中，某些因素或某些方面的特征并不是均匀分布的，这就要求在选择调查样本时，不能随意地进行选择，而是采用一定抽样技术进行随机抽样，以保证样本的某些特征与总体相同或相近。

（b）足够的样本含量：即样本中有足够的变量值个数。样本是否“足够”是根据研究的精度和变量的变异程度确定的。通常精度要求越高，样本含量要求越大；变量的变异越大，样本含量要求越大。

（3）抽样方法：抽样方法可归为概率抽样与非概率抽样两种类型。

1）概率性抽样：是以概率理论和随机原则为依据来抽取样本的抽样。概率性抽样的基本原则是：样本量越大，抽样误差就越小，而样本量越大，则成本就越高。根据数理统计规律，样本量增加呈直线递增的情况下（样本量增加一倍，成本也增加一倍），而抽样误差只是样本量相对增长速度的平方根递减。因此，样本量的设计并不是越大越好，通常会受到经济条件的制约。四种常见的概率抽样法是单纯随机抽样、整群抽样、分层抽样及系统抽样。

（a）单纯随机抽样：指总体中的每个研究个体被选入样本中的概率完全相同，决定哪一个研究个体进入样本是完全随机决定的。具体方法是：先将总体的全部研究个体统一编号，再用抽签法或

笔记栏

随机数字表法，随机抽取部分个体组成样本。它是概率抽样中最基本的一种方法，较复杂的抽样法都具有单纯随机抽样的特点。① 抽签法：抽签法比较简便，随时可用，几乎不需专门工具。② 随机数字表法：是一种由许多随机数字排列起来的表格。

(b) 整群抽样：又称聚类抽样，是将总体中各单位归并成若干个互不交叉、互不重复的集合，称之为群；然后以群为抽样单位抽取样本的一种抽样方式。应用整群抽样时，要求各群有较好的代表性，即群内各单位的差异要大，群间差异要小。整群抽样容易组织实施，可节省大量人力物力，较适用于大规模的调查。但是当群体间差异较大时会增大抽样误差，所以在分群时应尽量减少群体间的差异，使得群体的含量相对较少，群体的个数相对较多，这样可以减少整群抽样带来的误差。

(c) 分层抽样：是指先按照与研究目的明显有关的某种特征将总体分为若干层，然后从每一层内按比例随机抽取一定数量的个体，组成该层的样本，各层样本之和代表整个总体。分层可使层内具有均质性，随后在均质的各层内以随机方式抽出恰当的个体数。这种抽样方法可以更好地保证样本对总体的代表性。分层抽样时要注意选择分层用的分层标志与特征指标，使各层内的差异较小，层间差异较大。这样可使分层抽样得到的样本抽样误差较小，对总体有较好的代表性。例如，一个单位的职工有 500 人，其中不到 35 岁有 125 人，35～49 岁的有 280 人，50 岁以上的有 95 人，为了了解这个单位职工与身体状况有关的某项指标，要从中抽取一个容量为 100 的样本，由于职工年龄与这项指标有关，决定采用分层抽样方法进行抽取。因为样本容量与总体的个数的比为1∶5，所以在各年龄段抽取的个数依次为 125/5，280/5，95/5，即 25，56，19。

(d) 系统抽样：又称等距抽样或机械抽样。它是首先将总体中各单位按一定顺序排列，根据样本容量要求确定抽选间隔，然后随机确定起点，每隔一定的间隔抽取一个单位的一种抽样方式。是纯随机抽样的变种。在系统抽样中，先将总体从 $1 \sim N$ 相继编号，并计算抽样距离 $K = N/n$。式中 N 为总体单位总数，n 为样本容量。然后在 $1 \sim K$ 中抽一随机数 k_1，作为样本的第一个单位，接着取 $k_1 + K$，$k_1 + 2K$……，直至抽够 n 个单位为止。系统抽样方法简便易行，被选入样本的个体在总体中的分布比较均匀，抽样误差比单纯随机抽样小，对总体的估计较准确。当研究者获得总体的所有按顺序排列的个体名单时，多采用该方法。但当编号带一定的周期性趋势或单调递增递减趋势时，系统抽样得到的样本会有较大的误差。为避免这种误差，可分段选用不同的随机数。

2) 非概率性抽样：是指调查者根据自己的方便或主观判断抽取样本的方法。它不是严格按随机抽样原则来抽取样本，所以失去了大数定律的存在基础，也就无法确定抽样误差，无法正确地说明样本的统计值在多大程度上适合于总体。虽然根据样本调查的结果也可在一定程度上说明总体的性质，特征，但不能从数量上推断总体。非概率性抽样在抽样的正确性和样本的代表性方面都不如概率性抽样。但是许多专业包括护理专业仍较多地应用非概率性抽样。非概率性抽样主要有 4 种方法：方便抽样、目的抽样、配额抽样及网络抽样。

(a) 方便抽样：样本限于总体中易于抽到的一部分。最常见的方便抽样是偶遇抽样，即研究者将在某一时间和环境中所遇到的每一总体单位均作为样本成员。“街头拦人法”就是一种偶遇抽样。某些调查对被调查者来说是不愉快的、麻烦的，这时为方便起见就采用以自愿被调查者为调查样本的方法。方便抽样是非随机抽样中最简单的方法，省时省钱，但样本代表性因受偶然因素的影响太大而得不到保证。

(b) 目的抽样：是指研究者依据自己的专业知识和经验以及对调查总体的了解，有意识地选择某些研究对象。护理研究中经常运用这种方法。这种方法虽然没有采取随机抽样，但是仍然有很强的实用性，适合于检验某种新的技术、措施，在探索性、前瞻性的研究中比较常用。其缺点是没有客观的指标来判断所抽得的样本是否真的具有代表性。

笔记栏

(c) 配额抽样：指研究者根据总体内有层的特性，利用总体内各层的构成比抽取与总体相似的样本。定额抽样与分层概率抽样很接近，最大的不同是分层概率抽样的各层样本是随机抽取的,而定额抽样的各层样本是非随机的。除此之外,配额抽样的过程与方便抽样是相同的,并没有采取随机的方法来抽样,所以它的缺点与方便抽样相同。例如,在研究自杀问题时,考虑到婚姻与性别都可能对自杀有影响,可将研究对象分为未婚男性、已婚男性、未婚女性和已婚女性四个组,然后从各群非随机地抽样。定额抽样是通常使用的非概率抽样方法,样本除所选标识外无法保证代表性。

(d) 网络抽样:也称为滚雪球抽样,以若干个具有所需特征的人为最初的调查对象,然后依靠他们提供认识的合格的调查对象,再由这些人提供第三批调查对象……依次类推,样本如同滚雪球般由小变大。滚雪球抽样多用于总体单位的信息不足或观察性研究的情况。这种抽样中有些分子最后仍无法找到,有些分子被提供者漏而不提,两者都可能造成误差。但网络抽样在寻找某些特殊总体中的个体时非常有用,如酗酒者、药物滥用者、离婚者、丧偶者等,因为这些个体一般不愿意让人们了解他们,很难找到。

在临床护理研究中,最好采用概率性抽样方法,非概率性抽样在抽样的正确性和样本的代表性方面都不如概率性抽样。但有时条件不许可,亦可考虑使用非概率性抽样,此时要警惕偏差的影响。

二、常用样本量估算方法

估算样本量的具体方法大致有四种:计算法、经验法、累积法和查表法。

1. 计算法　亦称数学法,通过一定的数学公式估算出所需样本含量。例如,计量资料可用公式一计算,或计量资料可用公式二计算。

$$n = 4S^2/d^2 \tag{5.1}$$

其中,n 为样本含量,S 为总体标准差的估计值,d 为容许误差。

$$n = PQ/S^2 = tPQ^2/d^2 = 400 \times Q/P \tag{5.2}$$

其中,n 为样本含量,P 为总体率的估计值,$Q = 1 - P$。

举例分析

某社区卫生站拟调查了解该社区 5 岁儿童身高是否偏低,若用抽样调查,样本含量至少应有多少人?

据文献,5 岁儿童身高值的标准差约为 2 cm,若规定容许误差为 0.2 cm,代入公式。

$$n = 4S^2/d^2 = 4 \times 2^2/0.2^2 = 400(人)$$

2. 经验法　根据前人无数次科研实践经验所积累的一些常数作为大致的标准。例如,在临床护理研究方面,一般认为采用计数指标的资料样本要大些,即使设计均衡,误差控制得较好,也需 50～100 例;而采用计量指标的资料如果设计均衡,误差控制得较好,样本量则可以小些,30～40 例患者即可。在调查研究方面,一般认为肿瘤死亡率调查不能少于 10 万人口;确定正常值范围的研究项目至少需要 100 人;估计人口年龄、性别构成的抽样应为总人口数的 1/10等。

3. 查表法　利用专门制订的检索表,一查即得,十分便利。在预试验中所获得的某些初步数据,常可为样本含量估计提供有用的参考资料。

笔记栏

4. 累积法　如果总体标准差 σ 与容许误差 δ 无法估计,也不能作预调查时,可以先选调查病例与对照组 100 例,然后进行统计学处理,视结果再增加样本数。因为从经验出发,1∶1 配比病例对照研究 100 对往往能达到统计学的要求。

小　结

- 1. 研究设计概念
  - 研究设计的概念：是指研究人员通过选择合理的设计方案，使抽象的研究目的具体化，从而形成具体的研究方案，指导整个研究工作科学、有序地进行，最终完成研究目的
  - 护理研究设计的分类
    - 实验性研究、类实验性研究和非实验性研究
    - 回顾性研究和前瞻性研究
    - 量性研究和质性研究
    - 流行病学研究

- 2. 研究设计分类
  - 实验性研究设计
    - 实验前后对照设计
    - 单纯实验后对照设计
    - 随机临床实验研究设计
    - 所罗门四组设计
  - 类实验研究设计
    - 无相等对照组设计
    - 自身实验前后对照设计
    - 时间连续性设计
  - 非实验研究
    - 描述性研究
    - 相关性研究
    - 分析性研究

- 3. 样本量的确定
  - 总体：根据研究目的确定具有相同性质的个体所构成的全体，更确切地说，是具有相同性质的所有个体某种变量值的集合，总体所包含的范围随研究目的的不同而改变
  - 样本：是指从总体中抽取的部分观察单位，其研究变量实测值构成样本

【思考题】

(1) 简述研究设计的概念。

(2) 实验性研究设计、类实验研究设计、非实验研究分别包括哪些方法？

(3) 简述抽样的过程及方法。

（张　瑜）

笔记栏

第六章

护理研究的实施

学习要点

- **掌握**：① 护理研究中常用的收集资料的方法；② 研究工具的信度和效度的概念、类型，护理研究的基本过程。
- **熟悉**：① 护理学研究的范围及意义；② 重测信度使用时的注意事项；③ 内容效度的测评方法；④ 信度和效度的关系。
- **了解**：① 生物医学测量法护理研究的发展概况；② 国外量表的翻译和应用的基本过程。
- **应用**：① 结构式访谈法和问卷法收集资料。

第一节　护理研究资料的收集

资料的收集是科学研究中最具有挑战性的环节之一，也是经过周密设计后通过不同的方法从研究对象处获取资料的过程。资料的真实和准确与否直接关系到研究结果的真实性和科学性。在护理研究中收集资料方法很多，最常用的有问卷法、访谈法、观察法、生物测量法及二手资料分析等几种。

一、概述

1. 资料的来源　收集护理科研资料的途径比较多，根据来源的不同可以分为一手资料或二手资料。

（1）一手资料：是指自己亲手收集的资料，如通过对研究对象直接进行调查、观察、访谈等方式获得的资料，但不包括从别人的文字材料中获取的信息。

（2）二手资料：是指用间接或直接的方式从其他人那里获取的资料，如在期刊论文、档案、会议资料、各种疾病信息登记库等资料的基础上进行二次分析，得出新的结论。使用二手资料有 3 个主要的优点：① 通常情况下，它较容易获得；② 比起收集原始数据，它的成本要低许多；③ 它能被快速获得，而收集原始数据，从开始到结束可能要几个月的时间。简单地说，就是省事、省钱和省时，所以在可能的情况下研究者总是优先考虑使用二手资料解决问题。但二手资料也有它的缺点，如相关性差、时效性差和可靠性低等。所以在选择资料的同时要权衡两者的利弊。

笔记栏

2. 常用的收集资料的方法　护理研究中常用的收集资料的方法包括问卷法、访谈法、观察法、生物测量法及二手资料分析法等。根据预先设计的方案是否详细具体，所收集的资料要求是否明确以及指导语是否清晰明确，问卷法、访谈法和观察法又可分为结构式、半结构式或非结构式。

结构式资料一般用于量性研究，所以在研究工具的选择上有严格的要求，从而确保资料的信度和效度。非结构式资料收集一般用于质性研究，主要用于探索新知识或新领域时常用的资料收集方法。

3. 收集资料的注意事项

（1）采用结构式还是非结构式方法收集资料：结构式资料收集是按照事先设计的特定结构进行资料的收集，一般可作精确的统计分析，但必须事先设计出严谨的研究工具（如问卷），或应用现有的具有较好信度及效度的量表；非结构式资料收集是提出开放性问题，在一个或几个主题下让研究对象自由阐述，该法收集的资料比较深入，无须设计或寻找合适的研究工具，缺点是收集资料时如果研究对象不善表达则研究进展有一定难度，且资料较难分析；半结构法资料收集则按事先设计的提纲进行。

（2）力求客观性：研究人员在收集资料的过程中要按照统一的标准来判断，不能受个人及研究对象的主观因素影响，收集的资料必须具有科学性与客观性；然而在定性研究的资料收

集过程中，则强调研究人员的主观决策。但研究人员也不应将个人信仰与情感等问题掺杂其中，而应当以科学的、客观的态度站在中立的立场上来判断和决策。

（3）避免霍桑效应：霍桑效应是指研究对象如果知道正在参与研究而有意识地改变自己的反应或行为。霍桑效应会使资料的准确性和可靠性受到影响，特别是在干预性的研究当中，影响会更大。所以，在资料的收集与分析过程中，都应当注意避免该效应。

知识拓展

所谓“霍桑效应”，就是指那些意识到自己正在被别人观察的个人具有改变自己行为的倾向。霍桑效应或称霍索恩效应，起源于1924～1933年间的一系列实验研究，由哈佛大学心理专家乔治·埃尔顿·梅奥教授为首的研究小组提出此概念。“霍桑”一词是美国西部电气公司坐落在芝加哥的一间工厂的名称，是一座进行实验研究的工厂。实验最开始研究的是工作条件与生产效率之间的关系，包括外部环境影响条件（如照明强度、湿度）以及心理影响因素（如休息间隔、团队压力、工作时间、管理者的领导力）。

（4）定量与定性：定量法收集资料必须用数字将研究方案中的资料量化，使这些资料可以被测量和统计研究。结构式资料大多数采用这种定量方法收集而来。例如，患者对健康的关注程度用定量法应将资料转化为数据形式以便进行统计分析及研究，如从1分＝不担心，2分＝有时担心，3分＝经常担心，4分＝一直很担心。定性法收集资料则往往收集半结构式与非结构式的资料，需要将资料进行重新表述、归纳与分析。例如，可以将患者对健康的关注程度进行描述、总结。患者对自己的健康问题非常关注，经常通过观看一些保健节目和杂志来了解有关疾病知识，并且每年定时体检。

（5）伦理问题：在收集资料前整体研究方案应当通过医学伦理委员会的审查，在护理研究过程中研究人员应当充分尊重研究对象的知情同意权、自主决定权、隐私权、匿名权和保密权等，尽量保护其合法权利。

（6）研究人员：研究人员的工作态度和工作方法对于资料的收集至关重要。研究人员应以科学、严谨和客观的态度来收集资料，除此以外还应当注意在收集的过程中，特别是在半结构式与非结构式资料的收集时，尽量使霍桑效应减小到最低程度。收集资料前可对研究人员进行适当的培训，如资料的记录方法、交谈时的语气、沟通的技巧等。

二、问卷法

问卷法又称“问卷调查法”或“书面调查法”。用书面形式间接搜集研究材料的一种调查手段。通过向调查者发出简明扼要的征询单（表），请示填写对有关问题的意见和建议来间接获得材料和信息的一种方法。

笔记栏

1. 适用范围　问卷法可应用于以人为研究对象的不同研究设计，包括横断面调查、实验性或类实验性研究。由于问卷法自身的特点和局限性，问卷法也有其自身的适用范围。由于问卷法使用的是书面问卷，问卷的答案有赖于调查对象的阅读理解能力和书写能力。它要求被调查者首先要能看懂调查问卷，能理解问题的含义，懂得填写答案的方法。而在现实生活中，并不是所有人都能达到同样的文化程度，因此问卷法的调查对象需要具有一定的文化水平。

2. 问卷的发放方式

(1) 小组问卷法：是把研究对象组织集中起来填写问卷的方法。研究人员需提前对被调查的要求、范围、意义等进行简要的说明，并解答研究对象在填写问卷过程中所遇到的问题和疑问，由研究对象当场收回。小组问卷法比邮寄问卷法更能保证问卷填答的质量和回收率，因为研究人员在现场进行解释和说明，并解答研究对象的疑问，所以研究对象错答和误答率下降，回收率也高；小组问卷法比个人问卷法更节省时间、人力，效率较高。但是，众多的研究对象集中起来，容易相互干扰，有时不利于个人表达特定看法，使得研究结果发生偏倚。

举例分析

拟对某大学大一新生的心理健康状态进行问卷调查时，可以先同该大学管理人员进行联系，以取得支持和帮助。再将所抽取的调查对象集中起来(或分批集中起来)。将调查问卷同时发给每一个研究对象，研究人员对调查的范围、意义、要求等等进行简要说明，由研究对象当场填答问卷并收回。

(2) 个别问卷法：是问卷法中最常用的一种，通常用于社会调查的资料收集。研究人员将编制好的问卷逐一发放到调查对象手中，同时说明调查的目的、要求和意义，请他们配合填写，并约定收取的时间、地点和方式。个人问卷法能节省时间、经费和人力，可以保证比较高的回收率；调查可以减少研究人员所带来的某些偏差，具有一定的匿名性。研究对象有比较充分的时间对问卷进行阅读和思考，还可以在方便的时候进行填答。个别问卷法较好地处理了调查的质量与数量之间的关系。

举例分析

调查胃溃疡患者的饮食情况，可采用个别问卷法由研究人员将问卷发送到明确诊断为胃溃疡的患者手中，讲明调查研究的目的、意义和要求，让患者在住院期间或门诊就医期间填写，完成后由研究人员收回。再如护理学专业毕业生择业倾向调查中，研究人员将问卷发送到每一位大学生手中，请他们当场填答后收回。

(3) 邮寄问卷法：又称"邮寄调查法"，指将事先设计好的调查问卷，通过邮政系统寄给被调查者，由被调查者根据要求填写后再寄回，是问卷调查中一种比较特殊的调查方法。标准的邮寄问卷应包括首页、问卷正文、写明回寄地址以及贴足邮票的信封三大部分组成。研究人员在使用邮寄问卷法时，应该注意以下几个方面。

1) 封面及信的内容不要采用命令式的语气，而且应该简明、短小、言简意赅。

2) 慎重说明研究的目的、意义及研究对象的权利。尽可能采用比较正式的、非营利性的、给人以信任感和责任感的身份。通过这种身份的影响，使研究对象确信调查的合法性和价值，从而使研究对象愿意填答并寄回问卷。

笔记栏

3) 不要在重大的节假日或比较特殊的活动和事件之前给研究对象寄问卷，防止影响填答及寄回问卷。

4) 在一定时间内尚未收回问卷者(2～3 周左右)，可再次寄信或电话提醒研究对象，在信中有时应再寄一份问卷，以防研究对象遗失前一次的问卷。

该方法的主要优点为：① 费用低；② 调查空间范围大。③ 可以给予被调查者相对更加宽裕的时间作答，问卷篇幅可以较长，并且便于被调查者深入思考或从他人那里寻求帮助，可以避免被调查者可能受到调查人员的倾向性意见的影响；④ 匿名性较好，所以对于一些人们不愿公开讨论而市场决策有很需要的敏感性问题，邮寄调查法无疑是一种上选方式；⑤ 适用于从那些难以面对面访问的人远离获得信息，包括由于“看门人”（门卫、保安、秘书）阻碍无法进行面对面访问的人和封闭式社区的居民。但其主要缺点为：① 问卷回收率低；② 回收期长，时效性差；③ 缺乏调查对象的控制；④ 由于问卷或许是由指定地址之外的其他人填写，可能会出现错误的答复或不真实信息。

（4）网络问卷法：又称“网络调查法”，是通过互联网、计算机通信和数字交互式媒体，按照事先已知的被调查者的 E-mail 地址发出问卷收集信息的调查方法。网络调查的大规模发展源于 20 世纪 90 年代。网络调查具有自愿性、定向性、及时性、互动性、经济性与匿名性。其主要优点为组织简单、费用低廉、客观性好、不受时空与地域限制、速度快。主要缺点为网民的代表性存在不准确性、网络的安全性不容忽视、受访对象难以限制。网络调查法是一种新兴的调查方法，它的出现是对传统调查方法的一个补充，随着我国互联网事业的进一步发展，网上调查将会被更广泛地应用。

3. 采用问卷法收集资料的步骤　问卷法收集资料需要按照一定的步骤进行，包括确定目标人群、抽取研究对象、伦理审查、发放问卷、填写问卷、资料核对、输入数据库、录入核对和数据分析。

4. 国外量表的引进和应用　在问卷调查的相关量表选择过程中，首选本国权威的已经广为应用的量表，在相关领域找不到合适的量表的情况下可以翻译或引进国外的量表。量表引进是个严谨的过程，在大范围应用之前要对量表做全面的检测，从而保证量表引进的质量。高质量的量表可以帮助护理人员准确评估患者的情况，指导护理实践、评价护理工作的效果，同时对护理服务质量具有监督作用。

5. 问卷的编制　问卷的编制可根据研究的目的进行文献查寻，寻找符合条件的现存问卷直接使用，包括现有的、公认的量表。但通常情况下，研究人员要根据研究目的对现存问卷进行一定的修改。如果没有合适的现存问卷，则需编制新的问卷。问卷编制时应事先考虑以下几个问题：指导语、问题的类型、问卷的内容、问卷的用词、问卷答案的设计、问题的排列方式等。

（1）问卷编制的方法和步骤

1）按心理测量学的原理，编写相关条目。编写各条目内容时应注意：① 保持语言简洁、清晰、直截了当；② 每个条目的文字应简洁明了，避免烦琐；③ 一个条目应只代表一个意思；④ 避免暗示答案；⑤ 避免与研究变量无关的陈述。

2）将想要获取的信息或资料用恰当的形式表达，可采用评定量表、Likert 量表等格式。

3）对问题进行整理归纳。

4）估计问卷长度：一般用于成人的问卷，完成时间不应超过 30 分钟；针对儿童的问卷，完成时间不应超过 15 分钟。

5）设计答案形式和评分：根据问题的性质，答案一般可采用两分制、四分制、五分制、七分制等形式分类并计分。

6）润饰文字：问卷的文字应简洁、通顺、易懂，忌使用专业术语。① 首先要清晰地澄清想要得到的资料的性质；② 用词要适合被问者的文化程度；③ 尽量减少偏差，不要暗示答案；④ 处理敏感问题和个人资料的方法。

7）将问卷的部分问题设计成反向提问的形式，并对该类问题作标记。

8）问卷内容的排列顺序：问卷应从一般性的问题开始；第二层进入实质性的问题；敏感的问题一般放在问卷的最末。

9）编写指导语：问卷前应有简短的指导语。

10）通过相关专家对该问卷初稿的评价，评定问卷的内容效度。

11）对问卷信度和效度的测定。

12）问卷预试验。

笔记栏

(2) 问卷问题的类型

1) 开放性问题：没有预先设定好的答案，需根据研究对象当时的具体情况回答。优点：比较灵活，能调动被调查者的积极性，使其充分自由地表达意见和发表想法；对于调查者来说，能收集到原来没有想到，或者容易忽视的资料。缺点：被调查者的答案各不相同，标准化程度低，资料的整理和加工比较困难，同时可能因为回答者问题的能力差异而产生调查偏差。

2) 闭合性问题：是指事先将问题的各种可能答案列出，由被调查者根据自己的意愿选择回答。优点：标准化程度高，回答问题较方便，调查结果易于处理和分析；可以避免无关问题，回答率较高；可节省调查时间。缺点：被调查者的答案可能不是自己准确表达的意见和看法；给出的选项可能对被调查者产生诱导；被调查者可能猜测答案或随便乱答，使答案难以反映自己的真实情况。

(a) 是非型问题：又称两分制问题，用“是”“否”的方式来回答问题。

例如，你失眠么？

A. 是　　B. 否

(b) 多选型问题：一般提供 3～7 个答案选项，适合于收集研究对象的意见、态度等方面的资料。

例如，在手术前，您出现紧张、焦虑的原因有哪些？(可以多项选择)

A. 害怕疼痛　　B. 医护人员的态度

C. 担心手术过程　　D. 担心预后效果

E. 担心手术费用

(c) 检核表型问题：是由几组名词、形容词或陈述句所组成的一览表，就某一主题进行研究讨论。要求研究对象将表中所列的内容与自身的行为进行逐一对照，将符合要求或者与自身特征相吻合的项目挑选出来。

(d) 等级评分式问题：要求研究对象对某一事物进行程度上的评定，可用文字、数字、线段等表现。

知识拓展

表 6-1　焦虑自评量表(SAS)

指导语：下面 20 项文字，请仔细阅读每一项，把意思弄明白。然后根据您最后一周的实际情况在适当的方格里打“√”。每一项文字后有 4 个方格，表示：A. 没有或很少时间；B. 少部分时间；C. 相当多时间；D. 绝大部分或全部时间。

	A	B	C	D
1. 我觉得比平常容易紧张和着急				
2. 我无缘无故感到担心害怕				
3. 我容易心烦意乱或感到恐慌				
4. 我觉得我可能将要发疯				
*5. 我感到事事都很顺利，不会有倒霉的事情发生				
6. 我的四肢抖动和震颤				
7. 我因头痛、颈痛和背痛而烦恼				
8. 我感到无力而且容易疲劳				
*9. 我感到平静，能安静坐下来				
10. 我感到我的心跳很快				
11. 我因阵阵的眩晕而不舒服				
12. 我有阵阵要晕倒的感觉				
*13. 我呼吸时进气和出气都不费力				
14. 我的手指和脚趾感到麻木和刺激				
15. 我因胃痛和消化不良而苦恼				
16. 我必须频繁排尿				
*17. 我的手总是温暖而干燥				
18. 我觉得脸发烧发红				
*19. 我容易入睡，晚上休息很好				
20. 我做噩梦				

注：20 个条目中有 15 项是用负性词陈述的，按上述 1～4 顺序评分。其余 5 项(第 5,9,13,17,19)注 * 号者，是用正性词陈述的，按 4～1 顺序反向计分。

笔记栏

表 6-2　抑郁自评量表(SDS)

指导语：下面有二十条文字，请仔细阅读每一条，把意思弄明白。然后根据您最近一周的实际情况选择适当的选项，每一条文字后面有四个选项，表示：A 从无或偶尔；B 有时；C 经常；D 总是如此。

	A	B	C	D
1. 我感到情绪沮丧、郁闷				
*2. 我感到早晨心情最好				
3. 我要哭或想哭				
4. 我夜间睡眠不好				
*5. 我吃饭像平常一样多				
*6. 我的性功能正常				
7. 我感到体重减轻				
8. 我为便秘烦恼				
9. 我的心跳比平时快				
10. 我无故感到疲乏				
*11. 我的头脑像平常一样清楚				
*12. 我做事情像平常一样不感到困难				
13. 我坐卧难安，难以保持平静				
*14. 我对未来感到有希望				
15. 我比平时更容易激怒				
*16. 我觉得决定什么事很容易				
*17. 我感到自己是有用的和不可缺少的人				
*18. 我的生活很有意思				
19. 假若我死了，别人会过得更好				
*20. 我仍然喜欢自己平时喜欢的东西				

注：* 为反向计分。

结果分析：若为正向评分，粗分依次为 1,2,3,4。反向评分则为 4,3,2,1。将 20 个选项的得分相加便得到粗分，用粗分乘以 1.25 得到标准分，取整数部分。中国常模为 SDS 总粗分正常上限为 41 分，标准总分的正常人上限为 51 分。分数越高，抑郁程度越重。

表 6-3　医院工作满意程度调查表

以下从 0 到 6 表示患者对护理工作的满意程度。0 表示最不满意，6 为最满意，请问您对该医院护理工作的满意程度处于哪一个级别点上，在相应的表格内打"√"。

项目/得分	0	1	2	3	4	5	6
导医服务							
治疗护理							
服务态度							
病区环境							

(3) 问卷编制的注意事项

1) 问卷中所提的问题，应围绕研究目的来编制，力求简单、明了，含义准确。不要出现双关语，避免片面和暗示性的语言。如"如白衣天使一样的职业是护士，你喜欢护理职业吗?"

2) 问题不要超过被调查者的知识、能力范围。

3) 问题的排列要有一定的逻辑次序，层次分明。问卷的目的、内容、数据、卷面安排标准答案等都要认真地推敲和设计。

4) 为使调查结果更为客观、真实，问卷最好采用匿名回答的方式。

三、访谈法

笔记栏

访谈法是指研究人员通过与研究对象"面对面"地进行有目的的访谈而获得准确可靠的研究资料的方法。因研究问题的性质、目的或对象的不同，访谈法具有不同的形式。根据访谈进程的标准化程度，可将它分为结构式访谈、半结构式访谈和非结构型访谈三种。在此仅对其进行简要介绍，具体参见质性研究相关章节。

1. 适用范围　访谈法收集信息资料是通过研究者与被调查对象面对面直接交谈方式实现的,具有较好的灵活性和适应性。访谈广泛适用于教育调查、求职、咨询等,既有事实的调查,也有意见的征询,更多用于个性、个别化研究。

2. 类型

(1) 结构式访谈法：研究人员严格按事先准备好的书面程序进行会谈的一种方法。

(2) 非结构式访谈：以开放式问题的形式询问一个或几个范围较广的主题,是一种自然的交谈,一般不对场所进行挑选。

(3) 半结构式访谈：研究人员按一份事先准备的会谈大纲进行访谈。

3. 访谈问题的设计　设计会谈问题的原则是从广泛的、普通的问题开始,逐步过渡到具体的、敏感的问题。

4. 访谈者的培训　若有多名研究人员,在正式通过会谈法收集资料之前,必须对研究人员进行培训,以避免人为的偏差。

5. 访谈的准备与记录

(1) 访谈的准备：预约选择合适的时间和场所。

(2) 访谈的技巧：在会谈过程中,人际互动关系对会谈的进展起着决定性的作用。

(3) 访谈的记录：会谈的记录可分为现场记录、随后记录、现场录音等方式。

6. 访谈法的优点与缺点

(1) 优点：① 应答率高,大多数人均能较好地配合该方法。② 适用范围广。③ 能及时解决资料收集中容易出现的模糊、混淆等问题,特别是在访谈法的应用过程中。可以获得比较深入、完整的资料。研究人员可以很好地控制提问顺序。能获得计划之外的新信息及资料。

(2) 缺点：① 要花费较大的人力物力及时间。② 易产生霍桑效应,研究对象可能会因为参与研究而有意改变自己的行为,容易造成结果的偏差。③ 资料的质量容易受人际关系之间的互动影响。

四、观察法

观察法是指根据研究目的,运用一定的原理和工具,直接认识或有针对性地了解正在发生、发展和变化的现象或事物,通过仔细观看和认真考查,以获得第一手资料的方法。观察法要求观察活动具有目的性、计划性和系统性,研究人员对所观察到的事实应做出实质性和规律性的解释。因为观察法也属于质性研究的主要方法,在此仅作简要介绍,在质性研究中进行重点介绍。

1. 观察法的分类

(1) 按观察结构进行分类：可分为结构式观察法和非结构式观察法两种类型。主要的区别是结构式观察法有现成的、正式的记录格式,而非结构式观察法无正式的记录格式。

1) 结构式观察法：指观察者事先设计好观察的内容和项目,制定出有关观察表格,并在实际观察活动中严格按照其进行观察记录。结构式观察法的观察结果通常可用来验证假设,其优点是观察者确定范围、项目,并借用工具及设备,对被观察者行为作详细而正确的记录,其缺点在于观察者不完全能够适应一般实际生活情况。结构式观察法的要素有：① 明确观察目标和内容;② 对观察内容作操作性说明;③ 观察人员的培训;④ 观察者和被观察者的互动关系;⑤ 对分类系统及观察记录表格进行预实验,并根据结果作适当的调整。

2) 非结构式观察法：一般称为参与观察法,指研究者加入所要研究的团体中实地观察,但不作有计划的控制,也不运用任何工具。此方法相比结构式与半结构式观察法有要求不严格、内容不精确的缺点。非结构式观察法收集资料的步骤如下。

笔记栏

(a) 观察的方法：首先收集一些所观察场景环境特征方面的资料,如病房的环境、布局,护理人员的组织结构图等,然后去寻找观察的重点。

(b) 记录的方法：通常为现场笔记或日记的方式,将情境过程记录下来,或事后回忆记录有关资料，同时进行相应的整理和分析。

（2）按观察情形分类：可分为自然观察法和标准情形观察法。

2. 观察者与被观察者的互动关系

（1）参与性观察者：观察者作为参与者进入观察领域，但其活动以观察为主，参与为辅。

（2）局外观察者：观察者经正式介绍后进入观察领域，但不参与被观察者的活动。

（3）完全参与者：观察者完全以参与者的身份进入观察领域。为减少人为造成的“不自然”性并保证观察结果的真实性，以第三、四种互动关系较好。

（4）观察性参与者：观察者作为参与者进入观察领域，其活动以参与为主，观察为辅。

3. 观察法的优缺点

（1）优点：① 适合于对行为、活动的研究：对于一些不能直接访问或不便访谈的对象，如婴儿、昏迷者、精神病患者等的行为和病情，适合于通过观察法直接或间接获取资料；② 能提供深入的资料。

（2）缺点：① 霍桑效应：被观察者可能因为知道被观察而有意改变自己的行为，造成结果的偏差；② 伦理问题；③ 需要的时间较长；④ 资料的主观性带来的偏差：观察结果受观察者的主观判断能力和分析能力的影响较大，因此观察法具有相当的主观性，尤其是非结构式观察法。

五、生物测量法及档案记录法

1. 生物测量法　　生物测量法是指护理研究者利用特殊的仪器设备和技术测量出准确、客观的数据资料的方法。该方法常常与访谈法或观察法共同应用，以收集到更为详细和全面的资料。如选用相应的工具测量血压、体温、血糖、白细胞计数等来收集护理研究所需要的数据。

（1）使用方法：护理研究人员在使用测量法时，需要与专业人员进行合作，力求多采用先进的仪器和技术，并考虑影响资料收集的相关因素，如研究经费是否充足；是否需要对工作人员进行培训；所选用的测量工具是否安全；是否熟练掌握仪器的使用方法等。

（2）优点和缺点

1）优点：可以获得准确、客观的资料，可信度高。

2）缺点：不适用于收集研究对象的社会、心理方面的资料。

2. 档案记录法　　档案记录法是指通过查阅相关档案和记录来获得研究资料的一种方法。

（1）使用方法：护理研究人员可以根据研究目标，确定需要的研究资料，在得到有关部门的批准之后，查阅相关的档案和记录。资料可以来源于医疗和护理工作记录、健康检查资料、疾病报告、专题疾病的调查等。

（2）优点和缺点

1）优点：自主选择性较强，花费经费较少，不需要研究对象合作，无霍桑效应。

2）缺点：可能涉及伦理问题，需要研究人员注意保密性。

六、二手资料收集法

1. 二手资料的概述　　在公共卫生和护理领域，二手资料是相对于一手资料（亦称原始资料）而言的，是指那些以前收集好的而且通常已经使用过的资料，这些资料既包括那些过去的调查研究资料，也包括那些不一定与当前问题有关的历史资料。二手资料的收集方法称文献调查法。文献资料分为原始记录和次级资料两大类。

2. 二手资料的来源

（1）公共卫生与护理学书籍期刊，公开出版的各类书籍。

（2）调查或普查所获得的数据，包括人口普查、居民健康调查及各种行政管理记录。

（3）媒介来源，各类媒体，特别是行业杂志和报纸提供的新闻报道。

（4）图书馆参考资料，如索引、年鉴、文献库等，可通过借阅复印等方式获得。

笔记栏

(5) 专业数据提供商,指一些专门从事数据收集、加工和买卖的机构,这部分的资料可以通过付费购买或会员制订阅等方式获得。

(6) 互联网搜索引擎,如百度,谷歌等,可以进行分类搜索或关键词搜索。

(7) 国家统计局及地方各级统计机构定期发布的各类统计公报和年鉴。

(8) 护理行业协会提供的行业信息公报。

(9) 各类大学研究机构、情报中心。

3. 二手资料的优缺点

(1) 优点

1) 容易获得和低成本:二手资料收集法组织起来也比较容易,而且比实地调查法更省时、省力,某些资料只需简单的加工,同时也为实地调查打下基础。

2) 受到各种影响因素小:二手资料收集既不会受调查者的主观情感判断的影响,也不会出现实地调查中,因被调查者的阅历参差不齐,情绪不佳等造成的错误结果。

3) 可以克服时空条件的限制:二手资料的收集既可以获得现实资料,又可以获得实地调查所无法取得的历史资料;既能获得本地范围内的资料,还可以借助于报刊、杂志及互联网等,收集其他地区的资料。尤其是在做国际市场调查时,由于地域遥远、市场条件各异,采用二手资料收集非常方便。

(2) 缺点

(1) 滞后性和残缺性:二手资料收集所获得的资料总会或多或少地落后于现实,特别是印刷文献资料;而且进行文献调查往往很难把所需的文献资料找齐全。加工、审核工作较难。

(2) 对调查者的专业知识、实践经验和技巧要求较高:二手资料收集要求调查人员有较广的理论知识、较深的专业知识及技能,否则难以加工出令人满意的资料。

(3) 很难判断数据质量:由于数据分析者没有参与策划和执行数据收集的过程,研究者本人不知道数据收集是如何完成的,所以很难判断其质量如何。

4. 二手资料的收集与分析　对所收集到的数据做适当的处理和解释,使之成为护理研究的依据。因此,对二手数据的收集和处理是有严格要求的,最基本的要求是:真实性、及时性、同质性、完整性、经济性和针对性。二手数据就是在当前研究展开之前存在的数据,因此这些数据在不同程度上都存在时效性的问题。而所收集的数据越新,则时效性越强。

(1) 收集的步骤

1) 明确想要研究的问题。

2) 详细说明想要研究的人群。

3) 详细说明研究中其他的变量。

4) 详细说明对研究最有帮助的数据类型。

5) 通过检索 MEDLINE 或 PubMed 等数据库去了解其他的研究者已经引用过的数据集,或者寻求其他研究人员的建议等途径,获得数据集相关信息。

6) 选择完数据后检查想要使用变量中的问题,如是否有遗失数据或越界值。

7) 根据二手数据的来源,可将其分为内部二手数据和外部二手数据。其中内部二手数据又可分为直接可用的数据和需要进一步整理才能使用的数据。外部二手数据可以有多种不同的分类方法,这里将其分为公开的资料、计算机数据库和辛迪加数据。

(2) 二手资料的分析

1) 资料收集完后,在使用二手资料之前,一定要对其可信度进行评价。通常会从以下几个方面对二手资料来进行评价:① 研究的目的是什么?② 资料是谁收集的?③ 数据是如何获得的?④ 与其他资料的一致性如何?

2) 辨别所收集到的资料与所需资料的差别:第二手资料或许只能满足课题的一部分信息需要,因此原始资料的收集目的就是填补这个差别,满足那些剩下的信息要求。

笔记栏

第二节　研究工具性能的测定

收集资料时，常常要使用到如前面所讲的问卷、测量仪器或量表等研究工具。这些研究工具的好坏会直接影响到所收集资料的准确性和可靠性。因此，评价一项研究工作的科学性，首先应对其所使用的研究工具的质量进行评价。在护理研究中，信度和效度是用来反映研究工具质量高低的两个最常用和最重要的指标，要获得良好的科研结果，高信度和高效度的研究工具是必需的。

一、信度

1. 概念　　信度是指使用某研究工具所获得结果的一致程度或准确程度。当使用同一研究工具重复测量某一研究对象时所得结果的一致程度越高，则该工具的信度就越高。同时，越能准确反映研究对象真实情况的工具，其信度也就越高。稳定性、内在一致性和等同性是信度的三个主要特征。

2. 测量方法

(1) 重测信度(稳定性)：研究工具的稳定性的大小常用重测信度来表达。

1) 定义：是指用同一工具两次或多次测定同一研究对象，所得结果的一致程度。一致程度越高，则说明研究工具的稳定性越好，重测信度也就越高。

2) 计算：重测信度用重测相关系数来表示，相关系数越趋近于 1，则重测信度越高。具体做法是使用研究工具对研究对象进行第一次测试，隔一段时间以后对同一研究对象再使用同一研究工具进行测量，然后计算两次测量结果的相关系数，这个系数反映了研究工具重测信度的高低。实际工作中可利用 SPSS 等专业统计软件来计算相关系数，以提高工作效率，减少误差。

3) 注意事项

(a) 两次测量之间的间隔时间：原则是时间的间隔要足够长，长到使第一次的测量对第二次的测量结果不会产生影响，但是也不能太长以至于客观情况发生了转变。

(b) 所测量的变量的性质：由于重测信度的计算需要间隔一段时间再进行测量，因此当研究工具用于评估性质相对稳定的问题，如个性、价值观、自尊、生活质量、成人身高、生活习惯等变量时，可以用重测信度来表示研究工具的信度。而诸如测量态度、行为、情感、知识等性质不稳定变量的工具，则不宜使用重测信度来反映其稳定性的高低。

(c) 测量环境要一致：在进行重测时，应尽量保证第二次测量的环境与第一次测量的环境相同，以减少外变量的干扰。如相同的测试者、相同的测量程序、相同的测量时间以及相似的周围环境等。

(2) 内在一致性：是指组成研究工具的各项目之间的同质性或内在相关性。内在相关性越大或同质性越好，说明组成研究工具的各项目都在一致地测量同一个问题或指标，也就是说明工具的内在一致性越好，信度越高。例如，某问卷用于测量患者的焦虑程度，如果组成这个问卷的所有问题都是与焦虑有关的，则说明此问卷的内在一致性好、信度高，如果其中有一道或几道问题是用来评价患者的抑郁或其他情况的，则此问卷的内在一致性就差，信度便低。反映研究工具的内在一致性的指标有折半信度、Cronbach'α 系数与 KR－20 值等三种。

1) 折半信度：将组成研究工具的各项目(如组成一份问卷中的各个问题)分成两部分，分别加以计分，对这两个部分的数值进行相关分析，然后采用 Spearman-Brown 公式计算信度。折半方法常用的有前后折半法、奇偶折半法。

2) Cronbach'α 系数与 KR－20 值：折半信度主要的缺点是不同的折半方法会导致不同的结果。而 Cronbach'α 系数与 KR－20 值所计算的是工具中所有项目间的平均相关程度，避免了折半

笔记栏

信度计算的缺点。KR－20值是Cronbach′α的一种特殊形式，适用于二分制的研究工具，如回答“是”与“否”“对”与“错”的研究。两者的计算较为复杂，可通过计算机来进行，如目前流行的统计分析软件SPSS即有Cronbach′α系数与KR－20值的计算程序。

(3) 等同性：是指两个相似的测量工具反映被测量对象真实状况的能力。等同性的计算也是进行相关分析。表示研究工具的等同性这一特征的指标为评定者间信度和复本信度。研究工具的等同性常在评定者间信度及复本信度下考虑：

1) 评定者间信度：即不同评定者使用相同工具，同时测量相同对象时，需计算评定者间的一致程度，即评定者间信度。一致程度越高，则该测量工具等同性越好，信度越高。

2) 复本信度：若两个大致相同的研究工具同时被用于研究对象，需测定研究结果的一致程度，即复本信度。

二、效度

1. 概念　效度，即有效性，是指所测量到的结果反映所想要考察内容的程度，测量结果与要考察的内容越吻合，则效度越高；反之，则效度越低。如一个智力测验，若测验结果所表明的确实是受试的智力，而且量准了智力水平，那么这一智力测验的效度好；反之则不好。

2. 计算方法　效度也和信度一样，有多种检查和评估方法，可以用表面效度、效标效度和构想效度等指标来反映一个研究工具的效度。但是效度的好坏并不像信度那样易于评价，有些测量效度的方法并没有数字的依据。

(1) 表面效度：也称内容效度或逻辑效度，是指项目对预测的内容或行为范围取样的适当程度。即从表面上检查工具的性质。表面效度是最浅层次上的效度，属于一种直觉判断。如，教师为了了解学生在某一学科或某一课题上对知识的掌握情况，若时间许可，可以进行一个全面的考试，包含所有有关的内容，这显然行不通。于是，就从这一范围总体中选一样本，也就是从可能的题目中取样来编测验，根据测验分数推论学生在该范围总体的知识。若测验题目是这个范围的好样本，则推论将有效；若选题有偏差，则推论将无效。被试主观上认为测验是否测量了所要测量的心理特性。

(2) 效标效度：主要反映的是研究工具与其他测量标准之间的相关关系，相关系数越高，表示研究工具的效度越好，但它并未体现研究工具与其所测量概念的相符程度。效标效度又称实证效度，反映的是测验预测个体在某种情境下行为表现的有效性程度。根据效标资料是否与测验分数同时获得，又可分为同时效度(实际士气高和士气低的人在士气测验中的得分一致性和预测效度两类)。

1) 常用的效标

(a) 学业成就：如在校成绩、学历、有关的奖励和荣誉、教师对学生智力的评定等，常作为智力测验的效标，也可作为某些多重能力倾向测验和人格测验的效标。

(b) 特殊训练成绩。

(c) 实际工作表现：是最满意的效标测量，为一般智力测验、人格测验和一些能力倾向测验的效标。

(d) 精神病诊断。

(e) 效标团体的比较：即找出两个在效标表现上有差别的团体，比较他们在测验分数上的差别。

(f) 等级评定：是观察者根据测验欲测量的心理特质在被试身上的表现而作出的一种个人判断。

笔记栏

(g) 先前有效的测验：一个新测验与先前有效的测验的相关也经常作为效度检验的证据。

2) 效标效度的评估方法

(a) 相关法：效度系数是最常用的效度指标，尤其是效标效度。它是以皮尔逊积差相关系数来表示的，主要反映测验分数与效标测量的相关。当测验成绩是连续变量，而效标资料是二分变量时，计算效度系数可用点二列相关公式或二列相关公式；当测验分数为连续变量，效标资料为等级评定时，可用贾斯朋多系列相关公式计算。

(b) 命中率法：是当测验用来做取舍的依据时，用其正确决定的比例作为效度指标的一种方法。命中率的计算有两种方法，一是计算总命中率，另一种是计算正命中率。

(c) 区分法：是检验测验分数能否有效地区分由效标所定义的团体的一种方法。算出 t 值后，便可知道分数的差异是否显著。若差异显著，说明该测验能够有效地区分由效标定义的团体，否则，测验是无效的。重叠百分比可以通过计算每一组内得分超过（或低于）另一组平均数的人数百分比得出；另外，还可以计算两组分布的共同区的百分比。重叠量越大，说明两组分数差异越小，即测验的效度越差。

(d) 预期表法：是一种双向表格，预测分数排在表的左边，效标排在表的顶端。从左下至右上对角线上各百分数字越大，而其他的百分数字越小，表示测验的效标效度越高；反之，数字越分散，则效度越低。

三、国外量表的翻译和性能测定

近年来，随着中外护理交流合作的日益增加，我国护理科研人员越来越多地引用国外的量表进行研究，这些量表有的是由护理以外其他领域的研究人员编制的，有的是国外的护理研究人员编制，因此，在翻译量表时要注意：翻译后的量表既要符合原文的原意，又要符合中国的文化背景，还要保证翻译后的量表具有较好的信度和效度。为达到以上效果，国外量表的翻译一般按照如下步骤进行：

1. 翻译　　翻译就是选择两个或多个有经验的翻译者，彼此独立地将外国语言的量表翻译成汉语。要求翻译者中文功底好，能熟悉原量表语言及其文化背景，能够准确地用通俗的词语表达原量表想要表达的意思。然后对翻译出来的版本进行讨论，最后形成一个大家共识的中文版本量表。

2. 回译　　回译就是请中、外文语言功底好，对原量表不知情的一位或多位翻译者将翻译成中文的量表再翻译回去。请双语专家对原量表与回译后的“新量表”进行细致的比较、分析，找出表面上看来不同的部分，对其中文版本中的对应内容进行相应的修改。反复使用回译技术，直到两个量表在内容、语义、格式和应用上相一致，最后请有关专家对修改后的中文版量表的表面效度进行评判。

3. 检测原量表与中文版量表之间的等同性　　寻找一定数量的双语样本（既懂中文又懂原语言的研究对象），然后对两量表之间的等同性进行检验。随后让研究对象这两种语言版本的量表进行回答，比较原量表与中文版量表各项目得分的相关性以及所得总分之间的相关性。二者相关程度越高，表示两个版本量表的等同性就越好。但是在实际研究中获取双语研究对象的难度很大，因此，也可选取一定数量的只懂中文的研究对象进行预试验，以检测量表的内部一致性。通过预试验，了解中文版量表的文字是否符合中国人的表达习惯，是否通俗易懂等，同时也可进行量表的信度检测。

第三节　护理研究资料的整理

一、资料整理的原则

笔记栏

1. 真实性　　这是资料整理必须遵循的最基本原则。

2. 准确性　　事实要准确，数据要准确，事实材料不能含糊不清、模棱两可、互相矛盾。

3. 完整性　反映某一社会现象的资料必须尽可能全面,如实地反映该现象的全貌,不能残缺不全。

4. 统一性　各个调查指标要有统一的理解和解释,对调查指标的计算方法和计算单位也要统一。

5. 简明性　整理后的资料要以简单、明确、集中的形式反映出来。

二、资料的分类

1. 定量资料　定量资料也称计量资料、数值变量,是用仪器、工具或其他定量方法获得的定量结果,表现为数值的大小,一般有度量衡单位。如身高(cm)、体重(kg)、血压(kPa)、脉搏(次/分)都属于定量资料。

2. 分类资料　分类资料也称定性资料、分类变量,其观察值是定性的,表现为互不相容的类别或属性,分为两种情况。

(1) 无序分类

1) 两项分类:如性别,分为男和女;患者的治疗结果分为治愈和未治愈;检查的结果可分为阳性和阴性等。

2) 多项分类:如血型,分为A、B、AB和O型。这类资料的分析,应先分类汇总,计各类的观察单位数后编制分类资料的频数表。

(2) 有序分类:如营养状况分为好、中、差,各类之间有程度上的差别,是半定量的观察结果,也称为等级资料。例如,某病患者的治疗结果分为治愈、显效、好转、无效四级。有序分类资料的分析,应先按等级顺序分类汇总,计观察单位数后编制等级资料的频数表。

3. 资料类型之间的转换　实际研究中的资料类型是从研究的目的出发而定的。如测量每10个儿童的血红蛋白量(g/L),该资料属于定量资料;若按血红蛋白正常与否将这组儿童分为两类,则可按二项分类资料处理;若按贫血的诊断标准将血红蛋白含量分为五个等级,即重度贫血、中度贫血、轻度贫血、正常、血红蛋白增高,则可按等级资料处理。有时,等级资料也可数量化,比如将儿童营养状况好、中、差分别赋值为3、2、1,则可按定量资料处理。

三、资料的审核

1. 调查表无回答的原因及处理

(1) 调查表无回答的原因

1) 设计阶段:设计缺陷是产生无回答的间接原因。包括方案设计以及问卷设计两个阶段。在方案设计阶段,如果没有对目标总体进行深入地分析,将会导致实地调研阶段无回答的出现。例如,当目标总体包括较多农村患者,在实地调研时采用了邮寄问卷的调查方式,没有注意到这一总体的特殊性,造成样本的回答率不高。再如调查的主题是"女大学生心理健康程度",调查的对象就是女大学生,发放的问卷的地点应选择较多女大学生出现的地方。在问卷设计阶段,如果没有把问题可能出现的各类答案考虑全面,也会导致实地调研阶段无回答的出现,如"不清楚"这一选项是否必要等。

2) 调查阶段:绝大多数直接导致无回答的原因都在这一阶段出现。主要包括几种情形:找不到被调查者;被调查者拒绝合作;被调查者遗漏部分项目;调查人员工作不到位等。

3) 整理分析阶段:这一阶段主要原因是工作人员粗心,遗漏被调查者资料所导致。由上面对无回答产生的分析可以看出:无应答的"种子"埋藏在调查的各个阶段。因此,对无回答进行预防以及处理应该贯穿调查始终。同时,由上面的分析也可以看出,某一样品的值能否得到是随机因素与一些确定因素共同作用的结果。这里的确定因素是被调查者的配合欲望,其一般与调查的内容很有关系。也就是与被调查者的值有很大关系,在个体之间通常具有较大的波动性。随机因素是指突然生病、不在家以及无意识遗漏等情况。

笔记栏

（2）调查表无回答的处理：如果是面对面的调查，出现调查表无回答的情况时在调查现场就可进行处理。如使用问卷法调查患者某方面的情况，患者填好问卷交给调查者时，调查者即可当时检查问卷中有无缺项、漏项、填写不符合要求之处，如果有这些情况存在可及时返回给患者，请患者修改、补全，以保证问卷的质量和有效性。如果所缺项目是非常重要的，甚至是必不可少的，那么就该把此调查表作为废表处理，弃之不用。

2. 核对检查调查表中的错误信息

（1）统计检查：许多数据都有统计学规律，如数据结尾。例如，要求身高数据精确到毫米单位，那么从 0～9 都有同等的机会出现在身高数值的毫米位置上，不应该都是 0 和 5 结尾的。

（2）专业检查：从专业的角度来发现和纠正错误。如在有些调查表中出现男性患者患有子宫颈癌、子宫肌瘤等妇科疾病时，该信息一定错误，所以这些数据应该作废。

（3）人工检查：是由科研人员对调查表或调查问卷逐份作检查，缺点是如果要检查的数量很多，难免查得不够仔细；优点是可以运用人的专业知识和各方面的知识对资料作全面的检查。

（4）计算机检查：将原始数据录入计算机后，可通过计算机对全部资料进行检错。另外也可通过两变量间的关系来进行检错，即检查数据内违背一致性的记录和变量值。

3. 拟定分析表

（1）分析表的概念：分析表是对原始资料进行归组的表格，也是提供分析资料的过渡性表格，它是按一定分组要求设计的，可表达资料的分配情况和内部结构，是初步显示各项目间的联系的一种统计表。分析表设计好后，应将大量的原始数据以对号入座的形式分配到各组中去，这样就把分散的资料集中起来了，把此过程称为资料的归纳汇总。

（2）资料归纳汇总的方法：传统方法是手工归纳，对于数据量很小时可以运用。近年来，随着计算机工具和统计软件在医学科研中的广泛应用，大量的医学科研资料、纷繁复杂的数据信息等都可以通过计算机编码，应用相关的统计学软件对科研结果进行统计学的处理。比如最常用的软件有 SPSS 统计包，SAS 统计包等，这些软件都可进行统计图表的绘制、计算指标以及运用统计学方法进行统计推断等。

四、资料的分组整理

1. 对资料进行分组的目的　对资料进行分组的目的是使资料进一步系统化，将同质资料集中在一起，不同质的分开，把组内的共性、组间的差异性或相似性显示出来，从而认识它们之间的矛盾，表明事物的本质与规律。

2. 资料合理分组的要素

（1）研究目的：如研究目的是比较年龄对某项指标的影响，应该按照年龄段进行分组。

（2）资料的性质：通常计数资料按事物属性分组；计量资料按量的大小分组；等级资料按等级级别分组。

（3）样本含量的大小：大样本的类比划分要细；小样本的类别划分则应该粗。

（4）统计分析方法：如研究住院患者焦虑状况和年龄间的关系，如果统计方法采用相关分析，则年龄和焦虑状况可按实测值整理；若采用列联表检验，焦虑状况则可根据分值分成焦虑和不焦虑两类。

3. 资料分组的方法

（1）按标志的不同表现形式分组：分为类型分组和数量分组。

1）类型分组：将同质的对象按其性质、特征或类别进行归类分组。

2）数量分组：按被研究对象的数量大小来分组，从量的变化分析事物的差别和规律。

（2）按分组标志的个数分组：分为简单分组和复合分组。

1）简单分组：只按一个标志分组。

2）复合分组：采用两个或者两个以上的标志结合起来分组。

笔记栏

4. 分组的程序

(1) 选择分组标志。

(2) 选择分组方法。

(3) 确定组数：组数即组段数，符号为 k，组数的多少取决于研究目的、资料性质和观察单位的多少。对于数量分组，通常以 7～15 个组段为宜。分组太粗难以揭示事物的变化规律，分组过细则使以后统计分析时计算较烦琐。

(4) 划分组距：组距即各组的上限与下限之差，符号为 i。

(5) 确定组限：组限是上下限的统称。当组数和组距确定后，应取整数值或方便数表明各组的组限。表示方法为半开半闭区间的形式，各组段只写明下限值，而不标出上限值，如 0～、15～、30～。

小　结

1. 护理研究中常用的收集资料的方法
   - 问卷法
   - 访谈法
   - 观察法
   - 生物测量法
   - 二手资料分析法

2. 信度：是指使用某研究工具所获得结果的一致程度或准确程度
   - 重测信度
   - 内在一致性
   - 等同性

3. 效度：即有效性，是指所测量到的结果反映所想要考察内容的程度，测量结果与要考察的内容越吻合，则效度越高；反之，则效度越低
   - 表面效度
   - 效标效度

4. 重测信度使用的注意事项
   - 两次测量之间的间隔时间要足够长
   - 由于重测信度的计算需要间隔一段时间再进行测量，因此当研究工具用于评估性质相对稳定的问题，如个性、价值观、自尊、生活质量、成人身高、生活习惯等变量时，可以用重测信度来表示研究工具的信度。而诸如测量态度、行为、情感、知识等性质不稳定变量的工具，则不宜使用重测信度来反映其稳定性的高低
   - 测量环境要一致：在进行重测时，应尽量保证第二次测量的环境与第一次测量的环境相同，以减少外变量的干扰。如相同的测试者、相同的测量程序、相同的测量时间以及相似的周围环境等

【思考题】

(1) 在编制问卷时需要注意哪些问题？

(2) 结构式观察法的过程包括哪些方面？

(3) 收集资料的方法有哪些？

(4) 简述设计收集资料的方案前应考虑的问题。

(5) 简述信度和效度的概念及类型。

(6) 简述科研资料的类型。

笔记栏

(张　瑜)

第七章

科研资料的分析

学习要点

- **掌握**：① 护理研究中统计学的基本概念；② 科研资料基本类型和统计图表的应用种类；③ t 检验、方差分析、χ^2 检验、相关回归分析等常用假设检验方法。
- **熟悉**：① SPSS 软件绘制各种统计图表的基本步骤；② SPSS 软件进行假设检验的基本步骤。
- **了解**：正确解释 SPSS 软件计算结果和应用条件。

医学统计学是一门关于数据收集、整理、分析和解释的科学，已经广泛应用于护理科研中。结合专业知识正确运用统计方法充分挖掘数据中隐含的信息，可以恰如其分地做出理性的概括，写成具有一定学术水平的研究报告或科学论文，提高自身的科研素养。

统计学对科研资料的分析可分为两方面：① 统计描述：描述数据的分布规律和特征，如计算均数、标准差、几何均数、中位数、相对比、率、构成比等基本指标及绘制统计表格和统计图形。② 统计推论：比较特定指标差异和探讨相关因素。即当两个或多个样本计算得到的指标之间存在差异时，需要进行假设检验，以判断这种差异是由抽样误差所致，还是存在本质差异，常用的方法包括：t 检验、方差分析、χ^2 检验、秩和检验等；探讨相关或影响因素时，可采用直线相关与回归分析、多元线性回归及 Logistic 回归等。

科研数据的整理与分析离不开计算机操作，而“统计产品与服务解决方案”软件（statistics product and service solution，SPSS）是目前世界上公认的护理科研数据分析最实用的软件之一。本章节在讨论护理研究常用的统计方法时一并介绍 SPSS 软件的使用步骤。

第一节　医学统计学的基本概念与科研资料的类型

一、同质和变异

性质相同的事物称为同质（homogeneity），不同性质的事物或对象称为异质（heterogeneity）。调查对象中的同质性是进行研究的前提，也是统计分析的必备条件，缺乏同质性的观察对象是不能混在一起进行分析的。如不同年龄组男性身高不能计算其平均数，因为所得结果没有分析意义。

同质的事物之间的差别称为变异（variation），就某一观察指标来看，各观察对象（亦称个体）之间也有差别，这种同质事物间的差别构成了千变万化的生物个体，正如俗话说的“世界上没有完全

笔记栏

相同的两片叶子”。例如,研究儿童的生长发育时,同性别、同年龄儿童的身高,高矮各不相同,称为身高的变异。统计研究的本质是观察事物差异的性质有无统计学意义。

二、总体和样本

总体(population)是根据研究目的所确定的同质观察单位的全体;样本(sample)是从总体中随机抽取的一部分个体。样本中所包含的个体例数称为样本含量(sample size)。例如,调查某医院2013年全体住院患者对医疗服务的满意度情况,则该医院2013年全部住院患者是一个总体,调查通过随机抽样的方法抽取了1 000名患者并用调查表得到不同的满意度得分就可以构成一个含量为1 000的样本。

三、抽样误差

由于总体中各个体之间存在着变异,因此从同一总体中随机抽取若干个体所组成的样本均数、样本标准差或样本率等,与相应的总体均数、总体标准差或总体率不一定恰好相等,这种样本指标与总体指标间、不同样本指标之间的差别称为抽样误差(sampling error)。一般来说样本含量愈大,抽样误差就愈小,用样本推断总体的精确度就愈高。当样本无限接近总体时,抽样误差就会逐渐消失。

四、频率与概率

在 n 次随机试验中,某种事件(现象)A 发生了 m 次,则比值为:

$$f=\frac{m}{n}=\frac{\text{A 发生的试验次数}}{\text{试验的总次数}}$$

事件 A 在这 n 次试验中出现的频率为 f,m 称为频数。$1 \geqslant f \geqslant 0$,频率常用小数或百分数表示。医学上通常所说的患病率、病死率、治愈率等都是频率指标。

在重复试验中,某种事件 A 的频率随着试验次数的不断增加将愈来愈接近一个常数,常用概率 P(probability)表示,概率是描述某一事件发生的可能性大小。当护理研究中统计结果为 $P \leqslant 0.05$ 或 $P \leqslant 0.01$ 时,表示两个样本的均数或者频率指标的差异具有了统计学意义,说明两组资料的总体指标是不同的。

五、科研数据的类型

1. 定量资料(quantitative data)　对观察单位用定量方法测定某项指标所得数据。计量资料一般具有度量衡单位,如患者的身高(cm)、体重(kg)、血压(mmHg)、脉搏(次/min)、红细胞计数(10^{12}/L)。

2. 定性资料(qualitative data)　先将观察对象按照某种属性或类别分类,然后清点各组所得观察对象例数多少的数据。定性数据无固定计量单位,如感染性疾病的抗原(阳性、阴性)、血型(A、B、O、AB)、性别(男、女)。

3. 等级资料(level data)　将观察对象按某种属性的不同程序进行分类,进而计得各类观察对象的例数。如临床疗效研究中按痊愈、显效、有效、无效、恶化五类结果分别清点病例数。

笔记栏

第二节　常用的统计学分析

不同类型的科研数据分析都可以计算相对应的统计学指标和检验方法,在应用各种统计学指标或方法时，还应注意其适用条件和注意事项(图 7-1)。

- 科研资料类型
  - 定量资料
    - 统计描述
      - 正态分布：均数±标准差
      - 偏态分布：几何均数、中位数±四分位数间距
    - 统计推断
      - 两独立组：样本 t 检验
      - 配对：配对 t 检验
      - 多个独立组完全随机设计方差分析
      - 配伍组：随机区组方差分析
  - 定性资料
    - 统计描述：频数、率、构成比、相对比
    - 统计推断：χ^2 检验
  - 等级资料
    - 统计描述：频数、率、构成比、相对比
    - 统计推断：秩和检验

图 7-1　不同科研数据类型的统计学分析方法

一、计量资料的统计描述

1. 表示一组变量值平均水平的指标

(1) 均数(mean $\overline{X}$)：希腊字母 μ 表示总体均数，$\overline{X}$ 表示样本均数。均数反映一组观察值在数量上的平均水平。

$$\overline{X}=\frac{X_1+X_2+\cdots+X_n}{n}=\frac{\sum X_i}{n} \tag{7.1}$$

$\sum X_i$表示对所有观察值 X_1，X_2，…，X_n求和。均数反映一组观察值在数量上的平均水平，适用于正态分布数据的平均水平的描述。

例 7.1　10 名 20 岁女青年血清总蛋白含量(g/L)如下：74.3，75.6，78.8，67.2，70.4，77.6，81.6，67.3，70.3，71.2　求其均数。

$$\overline{X}=\frac{74.3+75.6+78.8+67.2+70.4+77.6+81.6+67.3+70.3+71.2}{10}=73.43(\text{g/L})$$

(2) 几何均数(geometric mean，G)：科研数据中抗体的滴度，细菌计数等，其频数分布呈明显偏态，各观察值之间呈倍数变化(等比关系)时宜用几何均数反映其平均增(减)倍数。

$$G=\sqrt[n]{X_1X_2\cdots X_n} \tag{7.2}$$

例 7.2　调查患者有 5 份血清抗体的滴度为 1∶2，1∶4，1∶8，1∶16，1∶32，求其平均滴度。

$$G=\sqrt[5]{2\times4\times8\times16\times32}=8$$

(3) 中位数(median M)：适用于科研数据呈偏态分布或分布形态不清楚时描述数据的集中趋势。将一组观察值从小到大按顺序排列，位次居中的观察值就是中位数。

$$M=\begin{cases} X_{[n+1]/2} & \text{当 } n \text{ 为奇数} \\ [X_{n/2}+X_{n/2+1}]/2 & \text{当 } n \text{ 为偶数} \end{cases} \tag{7.3}$$

例 7.3　9 名沙门菌食物中毒患者的潜伏期(小时)为：2，5，9，12，14，15，18，24，60。求其中位数。

本例数据已按从小到大的顺序排列，$n=9$，为奇数，则中位数为第 5 个数。

$$M=X_{[9+1]/2}=X_5=14$$

例 7.4　8 名杆菌痢疾治愈者的住院天数如下：4，9，10，12，14，20，24，61。求其中位数。

本例 $n=8$，为偶数，资料已按从小到大的顺序排列，则中位数为：

笔记栏

$$M=[X_{(n/2)}+X_{(n/2)+1}]/2=[X_4+X_5]/2=[12+14]/2=13$$

2. 表示一组变量值离散程度的指标

(1) 极差(range, R):即一组资料中最大值与最小值之差,反映个体的变化范围。极差大说明变异度大;极差小说明变异度小。

例 7.5 三组同性别、同年龄儿童的体重(kg)及三组资料的极差分别为:

甲组	26	28	30	32	34	$R_{甲}=34-26=8$(kg)
乙组	24	27	30	33	36	$R_{乙}=36-24=12$(kg)
丙组	26	29	30	31	34	$R_{丙}=34-26=8$(kg)

甲组的极差小,乙组的极差大,说明甲组的体重资料较为集中,而乙组的体重数据较为分散,即甲组的变异度小,而乙组的变异度大,这样甲乙两组在变异程度上的差别就反映出来了。

(2) 标准差(standard deviation, S):标准差是反映一组变量值离散程度的重要指标。标准差小,离散程度小,均数的代表性好。临床上均数结合标准差可以估计一组变量的95%正常值范围,一般表达为:$\bar{X}\pm1.96S$;医学论文的数据描述中也常用$\bar{X}\pm S$的形式,既说明一组变量值平均水平又表示这组数据的变异程度大小。

$$S=\sqrt{\frac{\sum(X-\bar{X})^2}{n-1}} \tag{7.4}$$

对例 7.5 中三组数据求出的标准差分别为:$S_{甲}=3.162\ 3$ kg;$S_{乙}=4.743\ 4$ kg;$S_{丙}=2.915\ 5$ kg　$S_{乙}>S_{甲}>S_{丙}$,表示乙组儿童体重的变异程度大于甲组;甲组儿童体重的变异程度又大于丙组。可见标准差在描述观察值的变异度方面比极差指标要精确。

(3) 四分位数间距(quartile, Q):主要用于衡量明显偏态分布资料的变异程度大小。用四分位数间距作为说明个体差异的指标,与极差相比不易受极端值的影响,但仍未用到每一个具体的观察值。在科研资料中往往是与中位数结合说明偏态资料的分布状况。

$$Q=P_{75}-P_{25} \tag{7.5}$$

例如,50～60岁正常女性血清三酰甘油含量的百分位数P_{25}和P_{75}的位置分别为0.632 mmol/L和1.357 mmol/L,则

$$Q=1.357-0.632=0.725(\text{mmol/L})$$

(4) 变异系数(coefficient of variation, CV):亦称离散系数,是标准差与均数之比,常用百分位数表示。

$$CV=\frac{S}{\bar{X}}\times100\% \tag{7.6}$$

例 7.6 某地20岁男子100人,其身高的均数为171.06 cm,标准差为4.95 cm;体重的均数为61.54 kg,标准差为5.02 kg。试比较100人的身高和体重的变异度。

由于身高和体重的单位不同,不能直接比较标准差,而应比较其变异系数大小。

$$CV_{身高}=\frac{4.95}{171.06}\times100\%=2.89\%$$

$$CV_{体重}=\frac{5.02}{61.54}\times100\%=8.16\%$$

笔记栏

以上计算结果表明该地男子体重的变异程度大于身高的变异,说明身高数据比体重数据稳

定。变异系数主要用于度量衡单位不同的几组数据间的比较及均数相差悬殊时几组数据间的比较。

常见定量资料平均数和变异度指标的计算采用 SPSS 软件的操作步骤见例 7.7 与例 7.8。

二、定性资料的统计描述

定性数据的变量值是定性分类的，常用的描述性指标是一些相对数，如率、比等。

处理这类资料，首先应根据分析要求将其观察结果按类别进行整理、汇总，并列出分类数据的频数表。再根据相对数的分子指标和分母指标的性质，选用其统计分析方法。我们现在以某单位 45 岁以上职工体检冠心病数据中体重指数 BMI 为 20～组中体检结果为例计算几种常用的相对数指标。

1. 相对比(relative ratio, *RR*)　甲指标、乙指标两个有关指标之比，说明甲指标为乙指标的若干倍或百分之几。

$$相对比=\frac{甲指标}{乙指标} \tag{7.7}$$

表 7-1 资料第(4)栏中　BMI 为 20～组的冠心病患者数与 BMI<20 组患者数相对比计算如下：

表 7-1　某单位 45 岁以上职工冠心病患者数及其相对数

BMI (1)	体检人数 (2)	冠心病 发病数(3)	各组冠心病 相对比(4)	各组冠心病构成比 (%)　(5)	各组冠心病患病率 (%)　(6)
<20	212	10	—	3.10	4.72
20～	661	57	5.70	17.65	8.62
24～	1 120	125	12.50	38.70	11.16
26～	825	112	11.20	34.67	13.58
28～	102	19	1.90	5.88	18.63
合计	2 920	323	—	100.0	11.06

$RR=57\div10=5.7$，表示 BMI 为 20～组的冠心病患者数是 BMI<20 组患者数的 5.7 倍。

2. 构成比(proportion)　说明一种事物内部各组成部分所占的比重或分布，常用百分数表示。

$$构成比=\frac{某一组成部分的观察例数}{各组成部分的观察总例数}\times100\% \tag{7.8}$$

表 7-1 资料第(5)栏中各组冠心病构成比表示 BMI<20、20～、24～，26～，28～组患者所占总患者数比重。注意各部分构成比之和为 1 或 100%。如 BMI<20 组职工冠心病患者数占各 BMI 组患者的构成比为 $10\div323\times100\%=3.10\%$。

3. 率(rate)　说明某现象发生的频率或强度。常以百分率(%)、千分率(‰)、万分率(1/万)、十万分率(1/10 万)等表示。

$$率=\frac{实际发生某现象的观察例数}{可能发生某现象的观察总例数}\times比例基数(K) \tag{7.9}$$

比例基数(*K*)根据需要选用，可以是 100%、1 000‰…，主要使算得的结果至少保留 1～2 位整数。如表 7-1 资料第(6)栏中 BMI<20 组职工冠心病患病率为 $10\div212\times100\%=4.72\%$。

例 7.7　某医师将单位 90 名调查对象分成三组(资料见表 7-2)，试用 SPSS 软件对资料进行分组和常用均数和标准差的计算。

笔记栏

表 7-2 三组人群血液化验结果分析

分组	性别	吸烟	年龄(岁)	总胆固醇(mmol/L)	三酰甘油(mmol/L)	低密度脂蛋白(mmol/L)	尿酸(mmol/L)
正常人	女性	不吸	55	3.97	1.54	1.94	276
正常人	男性	不吸	55	3.60	1.20	1.98	309
正常人	男性	偶尔吸	56	3.50	1.26	1.39	322
—	—	—	—	—	—	—	—
高血压患者	男性	不吸	50	5.77	1.72	3.69	440
高血压患者	女性	不吸	50	5.50	1.78	1.62	452
高血压患者	男性	偶尔	43	5.77	0.86	3.02	379
—	—	—	—	—	—	—	—
高血脂患者	女性	不吸	52	3.50	2.26	1.34	322
高血脂患者	男性	偶尔吸	55	5.25	1.40	3.28	364
高血脂患者	男性	经常吸	46	5.91	1.41	4.06	266
—	—	—	—	—	—	—	—

采用 SPSS 软件对资料进行分组和常用指标计算的步骤如下：

1）建立数据库：如图 7-2 所示，详细操作步骤可以参见 SPSS 软件操作指导书。

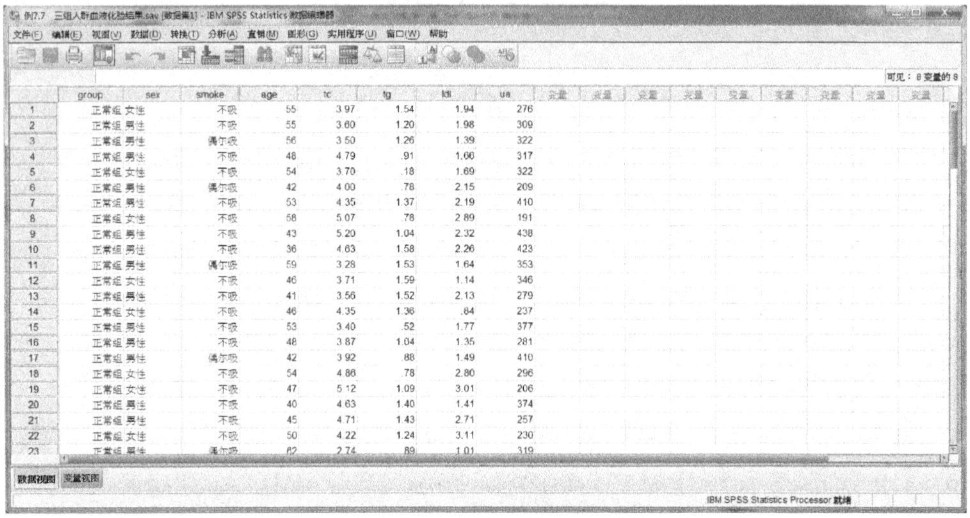

图 7-2 建立 SPSS 数据库

2）进行数据的预处理：男、女性别分组的操作如下。

点击“数据”菜单→拆分文件→将“性别”置入“分组方式”(图 7-3)→确定。

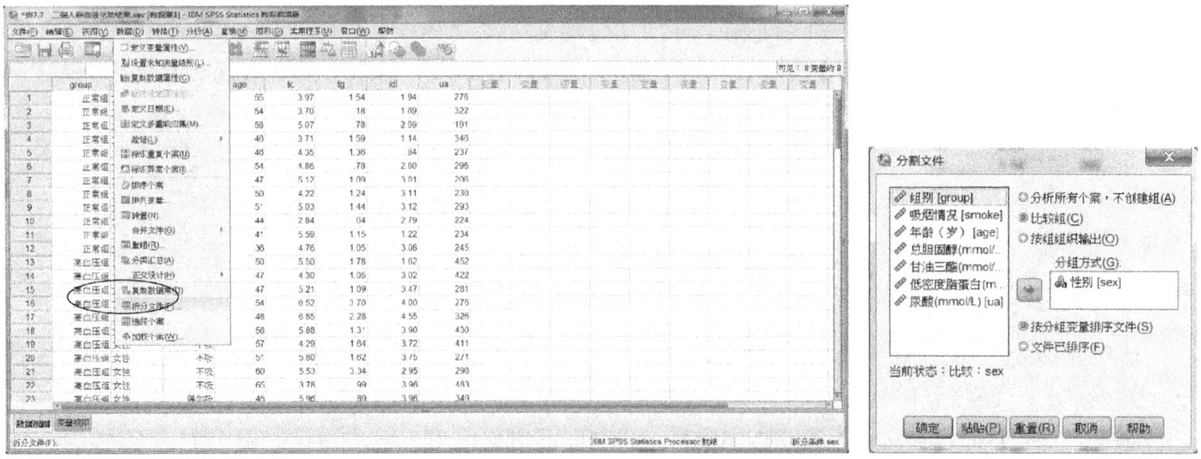

图 7-3 进行数据的预处理

笔记栏

3）计算各组人群的生理指标：算术平均数与标准差的操作如下。

点击“分析”菜单→比较均值（M）→均值（如图 7-4 左所示）→将“年龄”“总胆固醇”“三酰甘油”“低密度脂蛋白”“尿酸（mmol/L）”等变量置入“因变量列表”对话框；将“组别”置入“自变量列表”对话框（图 7-4 右）→确定，结果见表 7-3。

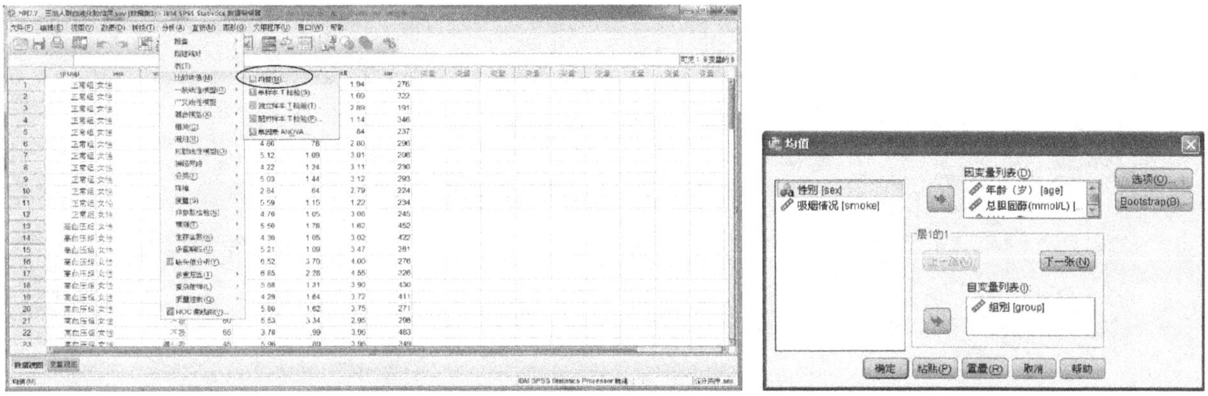

图 7-4　均值与标准差的计算

表 7-3　均值与标准差计算报告

性别	组别		年龄（岁）	总胆固醇（mmol/L）	甘油三酯（mmol/L）	低密度脂蛋白（mmol/L）	尿酸（mmol/L）
女性	正常组	均值	48.50	4.435 0	1.070 0	2.302 5	258.33
		标准差	6.389	0.781 97	0.414 90	0.875 13	47.817
	高血压组	均值	52.73	5.420 0	1.790 0	3.536 4	363.55
		标准差	6.262	0.958 44	0.951 85	0.781 04	78.191
	高血脂组	均值	48.92	5.366 7	1.435 8	3.500 8	318.58
		标准差	5.664	0.683 29	1.005 91	0.841 41	83.778
	总计	均值	49.97	5.064 0	1.421 7	3.101 1	312.06
		标准差	6.224	0.912 16	0.858 57	0.999 51	81.854
男性	正常组	均值	47.94	4.203 9	1.141 7	2.032 8	327.67
		标准差	7.719	0.762 78	0.351 35	0.626 76	70.616
	高血压组	均值	48.26	5.630 0	1.973 2	3.336 3	395.74
		标准差	6.674	0.979 21	0.793 17	1.151 68	107.422
	高血脂组	均值	53.11	5.499 4	2.118 3	3.001 7	379.28
		标准差	6.425	0.938 49	0.875 16	1.006 07	64.593
	总计	均值	49.75	5.120 5	1.748 5	2.800 2	368.07
		标准差	7.227	1.095 14	0.822 06	1.093 35	87.093

4）对三组人群及不同性别的吸烟情况进行分组和指标计算：在上述数据库界面上首先要还原预处理“性别”的分组状态归位到“未分组”。然后点击“分析”菜单→描述统计→交叉表（如图 7-5 左所示）→将“组别”置入“行”对话框；将“吸烟情况”置入“列”（如图 7-5 右所示）→确定，结果见表 7-4、表 7-5。

表 7-4　不同组别人群的吸烟情况

		吸烟情况			合计
		不吸	偶尔吸	经常吸烟	
组别	正常组	24	5	1	30
	高血压组	13	12	5	30
	高血脂组	14	13	3	30
合计		51	30	9	90

笔记栏

表 7-5 不同组别人群的性别分布

		性别		合计
		女性	男性	
组别	正常组	12	18	30
	高血压组	11	19	30
	高血脂组	12	18	30
合计		35	55	90

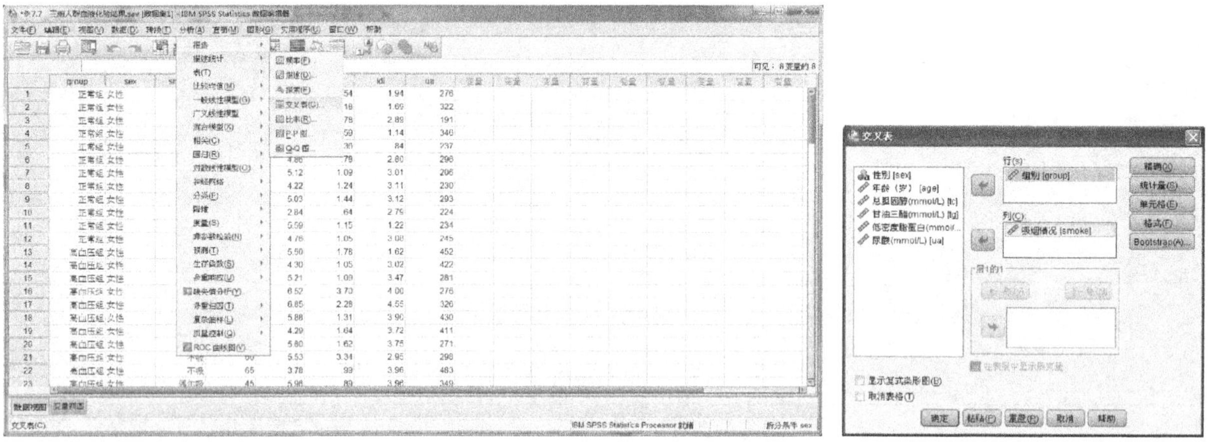

图 7-5 计数资料的"分组"列表

第三节 统计表与统计图

一、统计表

统计表(statistical table)是以表格的形式列出统计分析的事件及有关资料。

统计表的基本构成包括标题及编号、标目、线条及数字等。统计表的结构要求简洁,一张表一般只包括一个中心内容,使人一目了然;表的标目的安排及分组要层次清楚,符合专业逻辑。统计表绘制的基本要求如下。

1. 标题 概括地说明表格的主要内容,必要时要注明数据的时间和地点,标出表格在本章节中的序号。标题应写在表的上端中央。

2. 标目 统计数据研究的对象和指标的概括,标目内容有横标目与纵标目之分。横标目说明表中研究对象及分组内容,作为表格的主辞。如果表中横标目只包含一个主辞则称为简单表(表 7-2)。如果横标目包含两个或两个以上的主辞则称为复合表(表 7-3)。纵标目说明横标目的各项统计指标,作为表格的宾辞。主辞和宾辞部分连贯起来能读成一句完整而通顺的话。如表 7-7 可读成某年某社区大于 40 岁年龄组男性调查人数 65,其中患病人数 16,患病率 24.62%。

表 7-6 三种疗法治疗流感的疗效比 (简单表)

组 别	例 数	有 效 数	有 效 率 (%)
中药组	302	199	65.89
西药组	304	219	72.04
中西医结合组	306	257	83.99

笔记栏

表 7-7　某年某社区各年龄段居民的膝痛患病率(复合表)

年龄(岁)	男性			女性		
	调查人数	患病人数	患病率(%)	调查人数	患病人数	患病率(%)
40～	65	16	24.62	77	11	14.29
50～	320	155	48.44	253	66	26.09
60～	189	114	60.32	197	76	38.58
70～	216	141	65.28	182	93	51.10
合计	790	426	53.92	709	246	34.70

3. 线条　统计表格的线条不宜过多，除上方的顶线、下方的底线以及指标下方及合计上方的分隔线外，其余线条一般可以省去。表的左上角更不宜有斜线。

4. 数字　表格数字一律用阿拉伯数字表示，同一指标的小数字数应一致，位次对齐。表内不宜留空格。暂缺或未记录可用“…”表示，无数字时用“—”表示，数字若是“0”，则填明“0”。

5. 备注　一般不列入表内，必要时可用“＊”号标出，写在表的下面。

二、统计图

统计图(statistical graph)是用点的位置、线条的长短或面积的大小等形式表达统计资料，它可直观地反映出事物间的数量关系。统计学中常用的统计图有直条图、圆图、线图、直方图、散点图等。

1. 制图通则

(1) 根据数据性质、分析目的选择适合的图形(表 7-8)。

表 7-8　按资料性质和分析目的选用统计图形

图　形	资 料 性 质	分 析 目 的
普通线图	横轴为连续性数据，如年龄、时间等	线段升降表达事物的变化幅度
直条图	比较对象相互独立，如地区、单位等	直条长短表达数值大小
圆图	事件的构成比，如学历构成、死因构成	圆的扇形面积表达构成比
直方图	计量数据频数数据，如儿童身高、体重	直方面积表达组段的频数或频率
散点图	计量数据的双变量数据，如年龄与身高的关系	用点的密度和走势表达两变量间的相关和回归关系

(2) 要有确切的标题和编号，标题及编号写在图的下方。

(3) 图中横轴尺度自左而右，纵轴尺度自下而上，数值一律由小到大，等距或有一定的规律性地标注。条形图与直方图纵坐标应从 0 开始，要标明 0 点。纵横轴要有标目并注明单位。纵横坐标长度的比例一般约为 5∶7。

(4) 在同一图形内比较几种不同事物时，须用不同的线条或颜色表示并附图说明(图 7-6)。

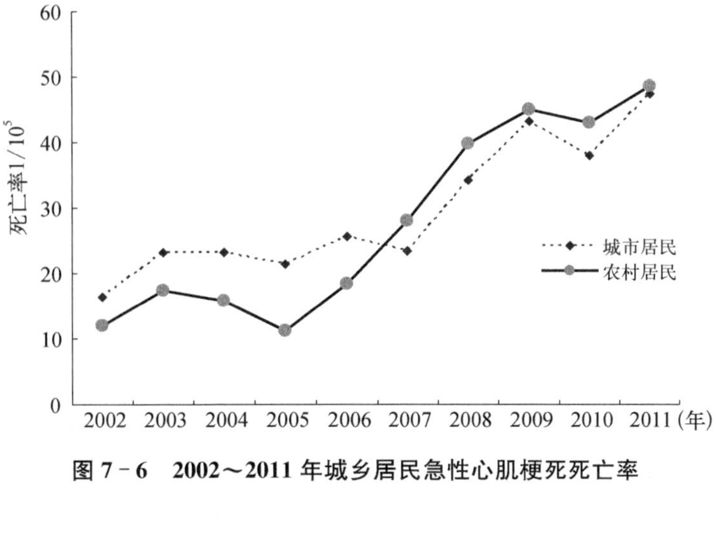

图 7-6　2002～2011 年城乡居民急性心肌梗死死亡率

笔记栏

2. 统计图的分类

(1) 直条图(bar graph)：是用等宽直条的长短来表示相互独立的各指标的数值大小。

采用 SPSS 软件制作直条图的步骤如下：建立数据库→点击“图形”菜单→旧对话框→条形图(图 7-7)→本例选“复式条形图”→点击“定义”→选“其他统计量”→将“血压变化值”置入“变量”框；将“血压类型”置入“类别轴”框；将“组别”置入“定义聚类(B)”框(图 7-8)→确定，结果见图7-9。

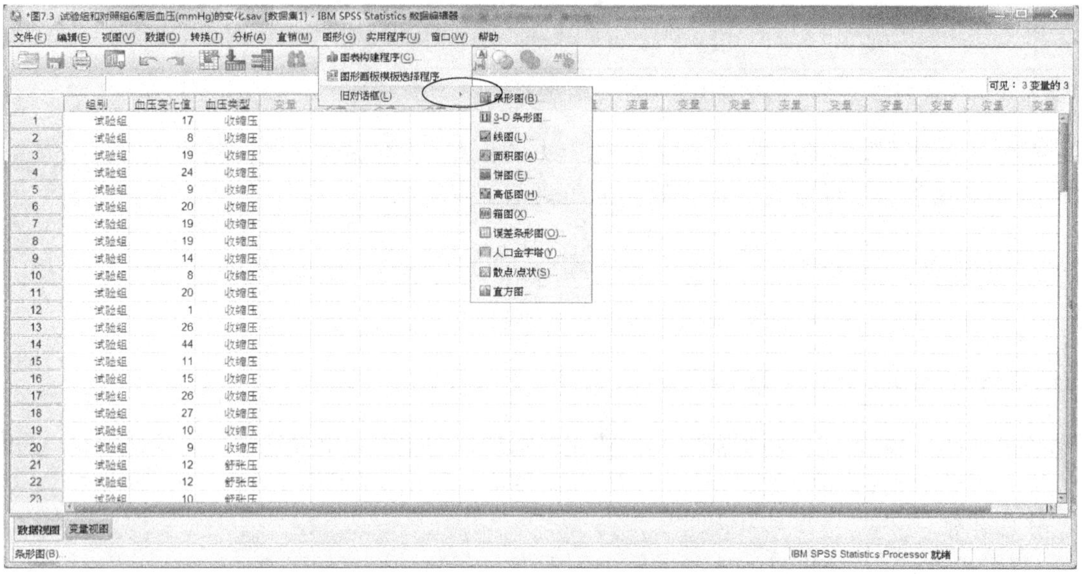

图 7-7 建立数据库并选择“条形图”菜单

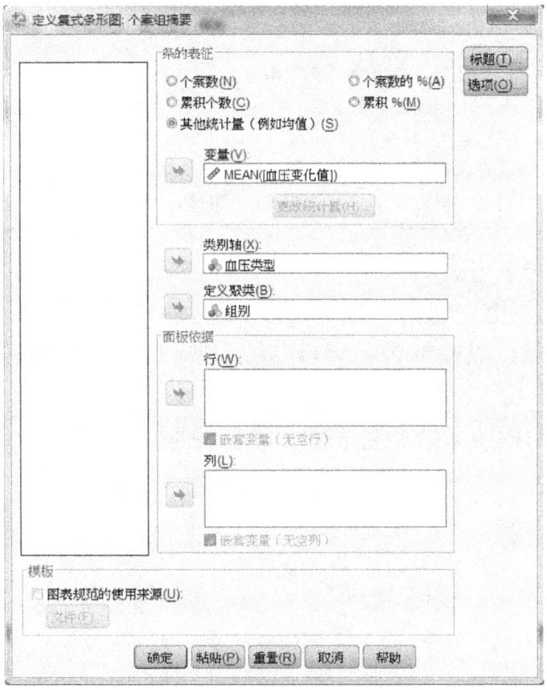

图 7-8 定义“条形图”对话框

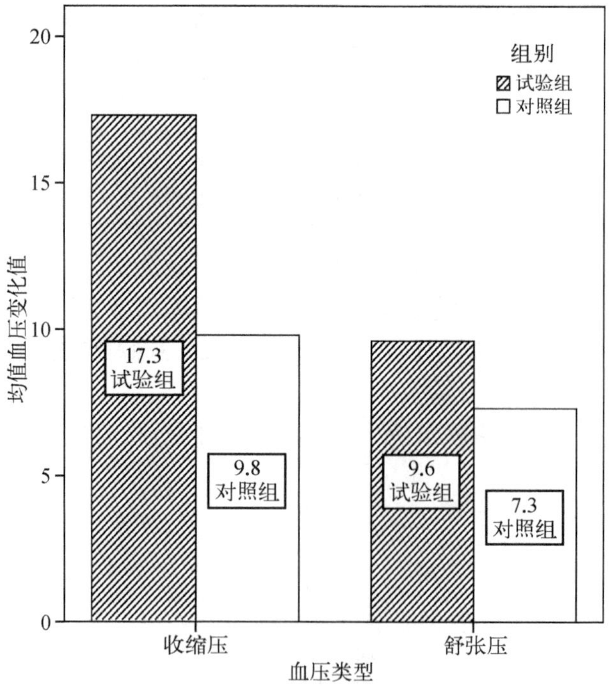

图 7-9 试验组与对照组收缩压舒张压变化值

(2) 圆形图(circle garph)：亦称饼图，表示全体事物中各部分的构成比大小。以圆面积为 100%，用圆的半径将圆面分割成多个大小不等的扇形来表达。

笔记栏

采用 SPSS 软件制作圆形图的步骤如下：建立数据库→点击“图形”菜单→旧对话框→饼图(图 7-10)→点击“定义”→选“变量和(S)”→将“构成比”置入“变量”框；“疗效”置入“定义分区”(图 7-11)→确定，结果见图 7-12。

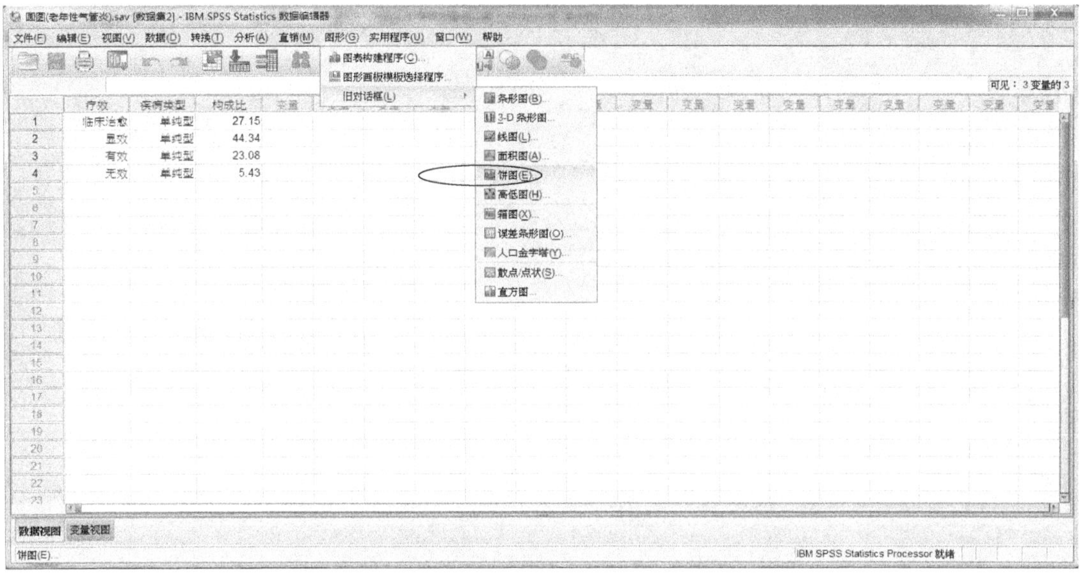

图 7 - 10　建立数据库并选择"饼图"菜单

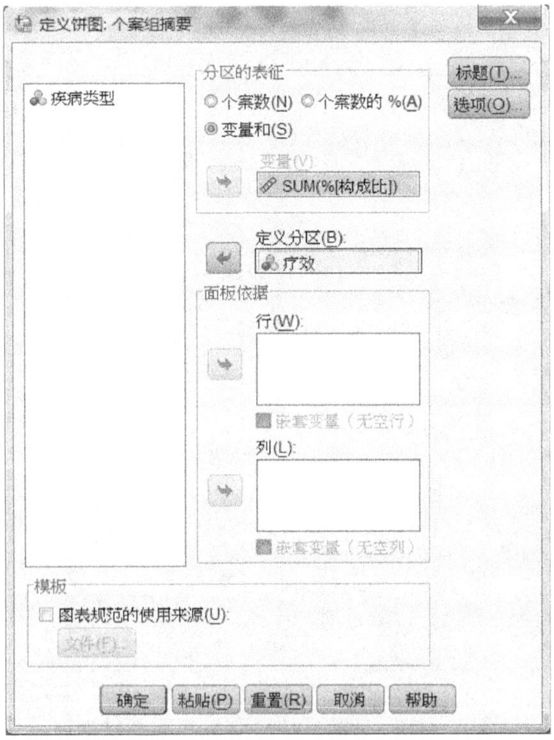

图 7 - 11　定义"饼图"对话框

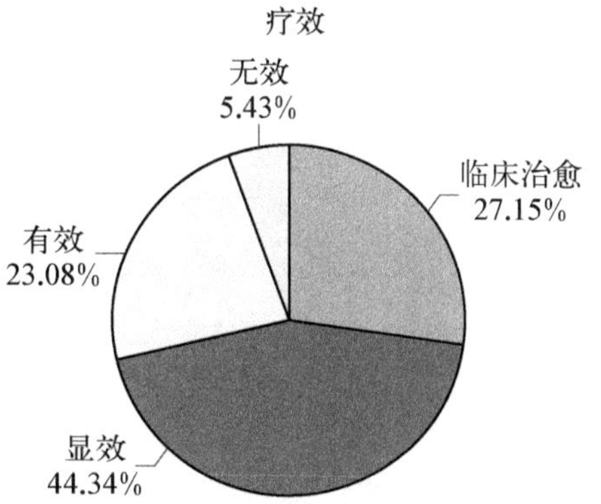

图 7 - 12　复方猪胆胶囊治疗老慢支疗效

(3) 普通线图(line graph)：用线段的上升和下降来表示某事物随时间的变化趋势，或某现象随另一现象变迁的情况。如图 7 - 6 绘制的普通线图说明我国城市居民 2005 年以来精神疾病死亡率变化的趋势，表明城区居民中女性精神病的死亡率高于男性。普通线图的横轴常用连续变量，纵轴多表示率、均数或频数。纵轴采用算术尺度应从 0 开始。

利用 SPSS 软件制作普通线图的步骤如下：建立数据库→点击"图形"菜单→旧对话框→线图(图 7 - 13)→选择"多线线图"→点击"定义"→选"其他统计量(如均数)"→将"死亡率"置入"变量"框；将"年份"置入"类别轴"；将"分组"置入"定义线的方式"(图 7 - 14)→确定，结果见图7 - 15。

笔记栏

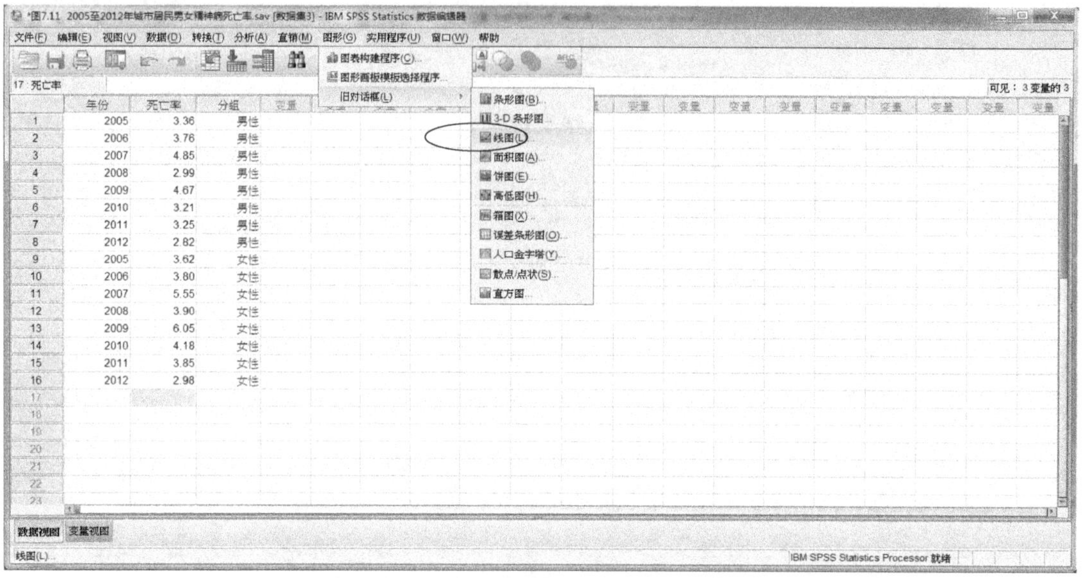

图 7-13 建立数据库并选择“普通线图”菜单

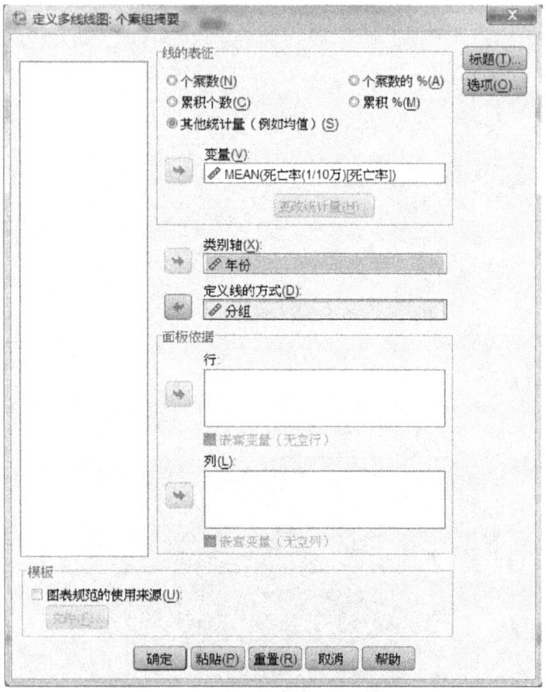

图 7-14 定义“普通线图”对话框

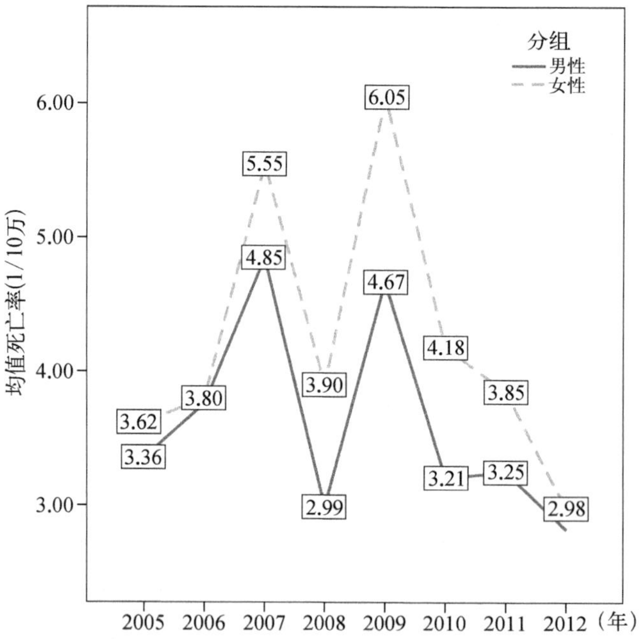

图 7-15 2005～2012 年城市居民精神病死亡率

(4) 直方图(histogram)：也称为频数分布图，用长方形的高代表某组段频数(如人数)，横轴为连续性变量组的测量值(如血清铁含量)。频数分布图作为整理资料的一种基本形式常见于文献、科研报告、工作总结和统计报表中，是科研数据的分析前预处理的重要步骤。主要作用是检查资料的频数分布类型。例如，某地区 18～35 岁男性居民血清铁含量的频数分布是以 18.6 μmol/L 处最高，两侧对称性下降的正态分布图(图 7-18)。这种对称性资料的分析可以计算均数、标准差等指标并能对样本差异的统计学推断进行参数检验(z 检验、t 检验、F 检验等)。

笔记栏

采用 SPSS 软件制作直方图的步骤如下：建立数据库→点击“图形”菜单→旧对话框→直方图(图 7-16)→将“身高(cm)”置入“变量”框(图 7-17)→确定，结果见图 7-18。

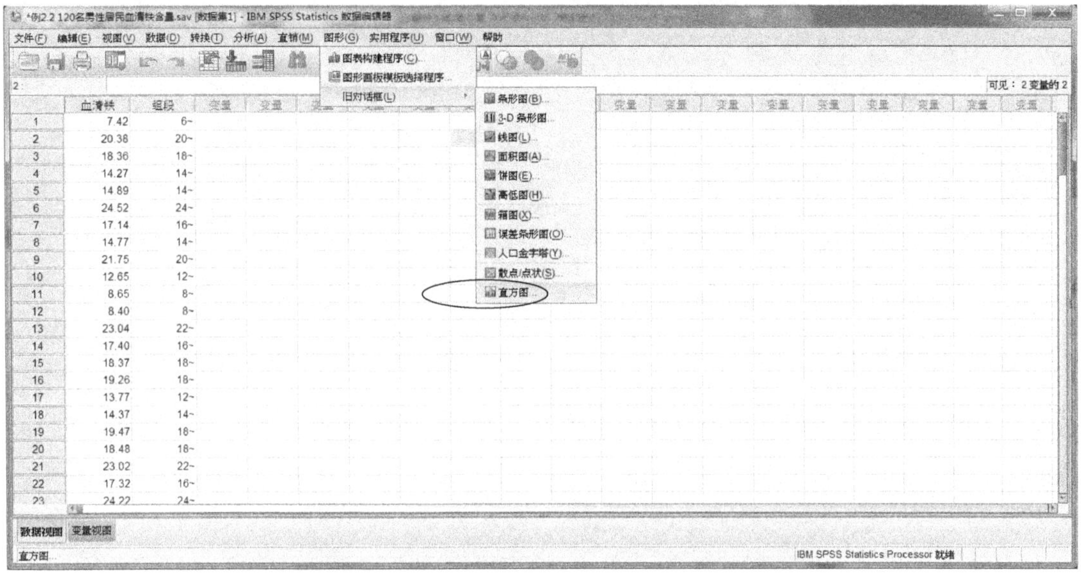

图 7-16 建立数据库并选择"直方图"菜单

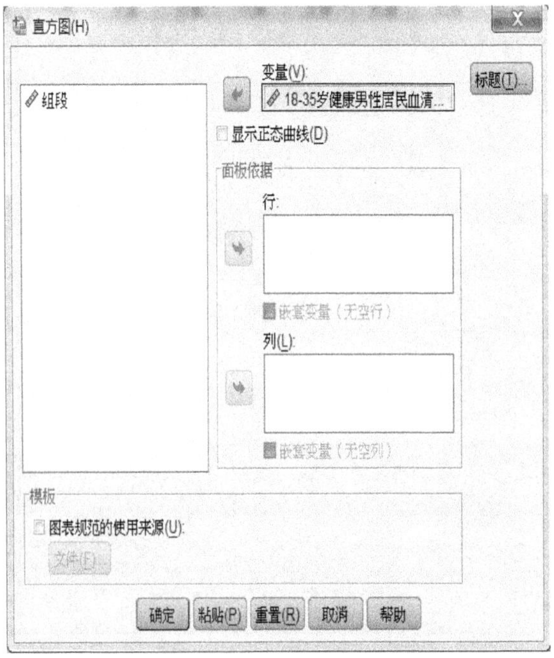

图 7-17 定义"直方图"对话框

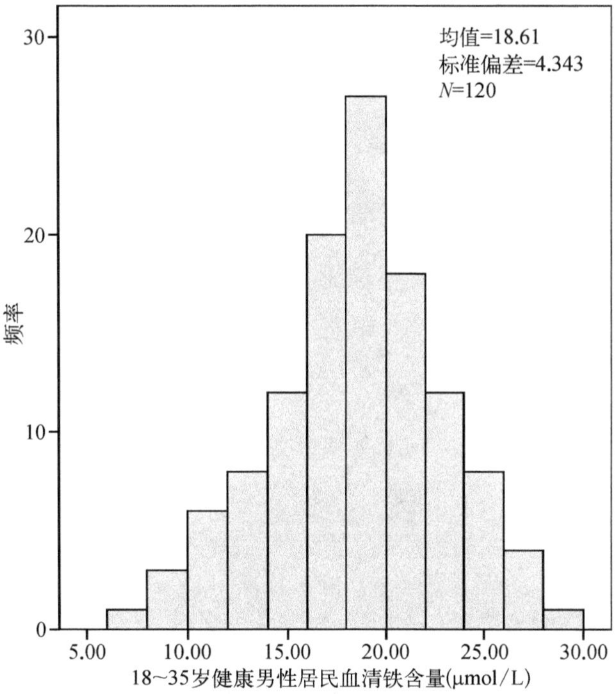

图 7-18 男性居民血清铁含量的频数分布

5. 散点图(scatter diagram) 用点的密切程度和趋势表示两种现象间的相关及回归关系。例如,某研究者调查了 12 名女大学生肺活量(L)Y 与体重(kg)X 的相关关系,采用 SPSS 软件制作散点图的步骤如下:

建立数据库→点击"图形"菜单→旧对话框→散点/点状(图 7-19)→选择"简单分布"→点击"定义"→将"体重"置入"X"框;将"肺活量"置入"Y"框(图 7-20)→确定,结果见图 7-21,通过散点图可以看出女大学生的肺活量是随体重的增加而增加的,即女大学生体重与肺活量的呈正相关关系。

笔记栏

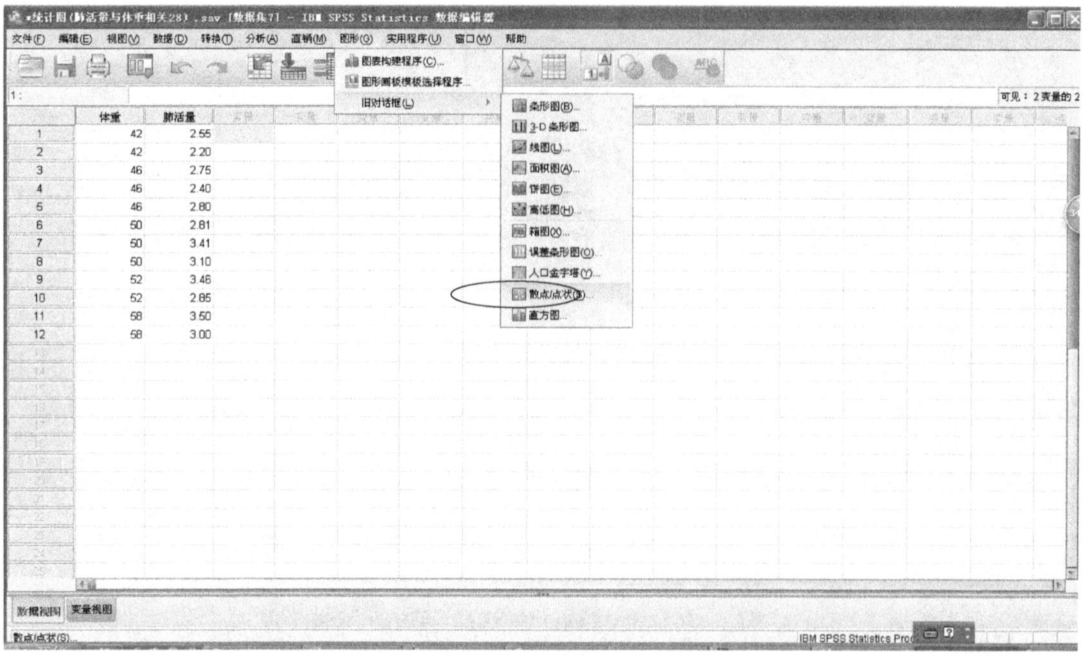

图 7-19 建立数据库并选择“散点图”菜单

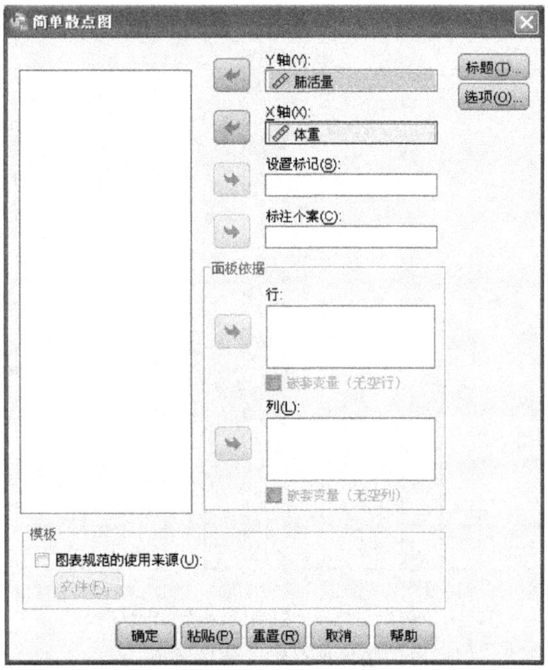

图 7-20 定义“散点图”对话框

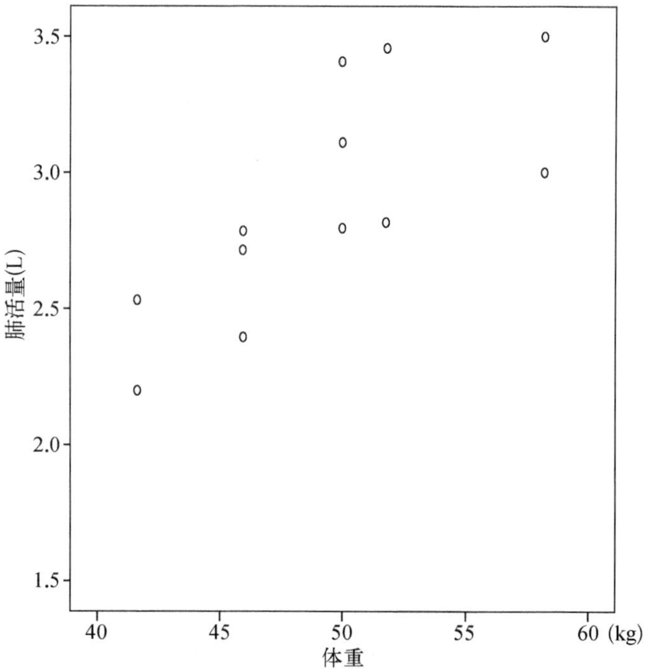

图 7-21 女大学生体重与肺活量的关系

第四节 计量资料均值的比较与检验

笔记栏

一、两个样本均数比较的 t 检验

t 检验是比较两个样本均数差异是否具有统计学意义的重要统计方法。它包括单样本 t 检验、

独立样本 t 检验、配对 t 检验。t 检验前提条件是来自正态分布总体的两个样本均数的比较，其次是被比较的两个样本方差相等(方差齐性)，如两个样本的方差不等(方差不齐性)时应计算校正 t 值，即选用 t' 检验公式。

1. 单样本 t 检验　样本均数与总体均数之间的差异是否具有统计学意义的检验方法属于单样本 t 检验。

例 7.8　已知成年男子红细胞计数平均值为 5.0×10^{12}/L，某山区调查了 40 名成年男子红细胞计数，测得红细胞计数平均值为 5.05×10^{12}/L，标准差为 0.39×10^{12}/L。试分析该地区男性居民的红细胞计数是否与全国居民的测定值不同？

表 7-9　某山区 40 名成年男子红细胞计数资料

4.66	5.36	5.51	4.56	4.47	5.21	5.08	4.82	5.17	5.93
5.10	4.63	4.57	5.60	4.91	4.83	5.14	4.50	5.37	5.34
5.14	4.87	4.81	4.84	5.15	4.68	4.62	4.73	5.41	4.54
5.23	5.93	5.46	5.69	4.81	5.16	5.28	4.77	4.89	5.34

采用 SPSS 软件进行单样本 t 检验的步骤如下：

(1) 建立数据库(如图 7-22 所示)。

(2) 计算本资料常用的平均数和变异度。

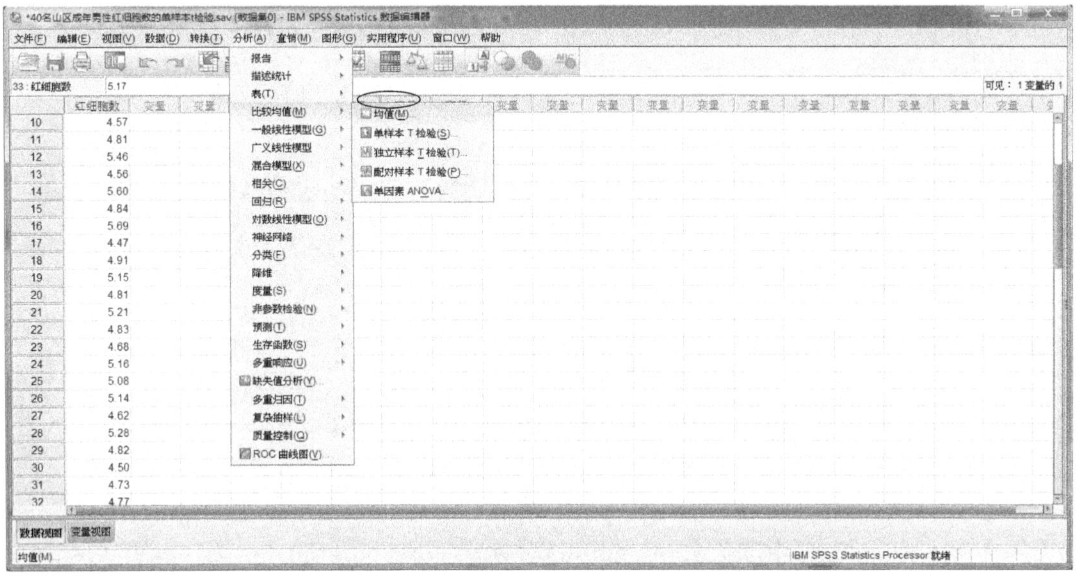

图 7-22　建立数据库并进行数据的统计描述

点击“分析”菜单→比较均数→均值(图 7-22)→将“红细胞数”置入“因变量列表”→点击“选项”(图 7-24 左)→将“均值”“个案数”“标准差”“中位数”“最小值”“最大值”“范围”及“几何均值”置入“单元格统计量”(图 7-23 右)→继续→确定，结果见表 7-10。

表 7-10　某山区 40 名成年男子红细胞计数资料的基本描述

红细胞数

N	均值	几何均值	中值	全距	标准差	均值的标准误
40	5.050 2	5.036 2	5.090 0	1.46	0.385 26	0.060 92

(3) 进行计量资料的 t 检验：点击“分析”菜单→比较均数→单样本 T 检验(图 7-24 左)→将“红细胞数”置入“检验变量”框；“检验值”框内输入“5.0”(图 7-24 右) →确定，结果见表 7-11 和表 7-12。

笔记栏

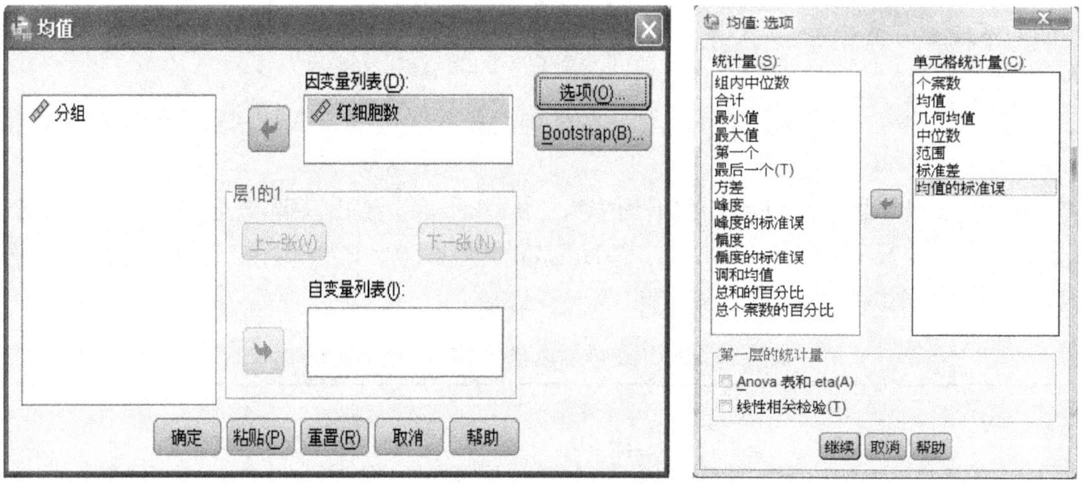

图 7-23 计算平均数和变异度常用指标

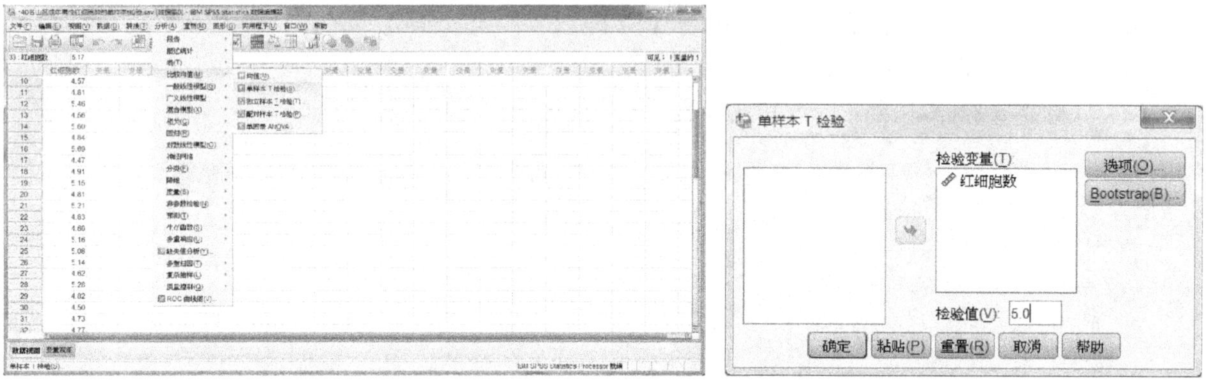

图 7-24 选择"单样本 T 检验"并定义"检验变量"及"检验值"

表 7-11 单样本检验结果

	检验值 = 5.0					
	t	df	Sig.(双侧)	均值差值	差分的 95%置信区间	
					下限	上限
红细胞数	0.825	39	0.414	0.050 25	−0.073 0	0.173 5

表 7-11 中 $t=0.825$,自由度为 $n-1=39$,显著性水平 $P(\text{Sig})=0.414>0.05$,提示单样本检验差异无统计学意义。说明某山区成年男子红细胞计数与一般男性的平均值是相同的。值得注意的是当结果 $P<0.05$ 时,作出阳性推论有可能犯第一类错误(假阳性错误概率 α);当结果 $P>0.05$ 时,作出阴性推论有可能犯第二类错误(假阴性错误概率 β),因此统计推断的结论不能绝对化。

2. 独立样本 t 检验　独立样本 t 检验要求被比较的两个样本彼此独立,即没有配对关系;样本均来自正态总体,而且数据的变异度即方差大致相等(即要求方差齐性)。检验目的是推断两个样本各自所属总体的总体均数 μ_1 和 μ_2 是否相同。

例 7.9　某项研究评估低氧环境对运动者的心肌血流量的影响,将 17 名男性志愿者随机分成两组,分别在正常含氧环境(正常组)和低氧环境(低氧组)中测定运动后的心肌血流量[mL/(min·g)](表 7-12),问两环境中运动者的心肌血流量有无差异?

笔记栏

表 7-12 17 名运动者的心肌血流量[mL/(min·g)]

正常组(X_1)	3.5	3.1	3.1	2.7	2.5	2.3	2.3	2.2	2.2
低氧组(X_2)	6.4	5.7	5.6	5.3	5.1	4.9	4.7	3.5	

采用 SPSS 软件进行独立样本 t 检验的步骤如下：

建立数据库→点击“分析”菜单→比较均数→独立样本 T 检验(图 7－25)→将“体重增加”置入“检验变量”框；将“分组”置入“分组”框→点击“定义组(D)”→“组 1”框中输入“1”；“组 2”框中输入“2”(图 7－26)→继续→确定，结果见表 7－13 和表 7－14。

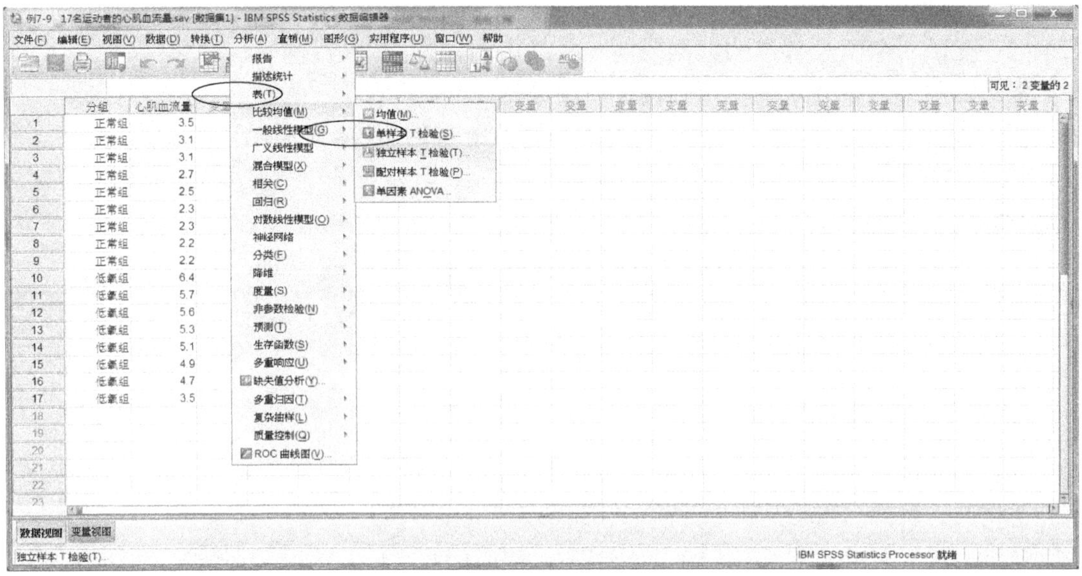

图 7－25 建立数据库并选择“独立样本 T 检验”菜单

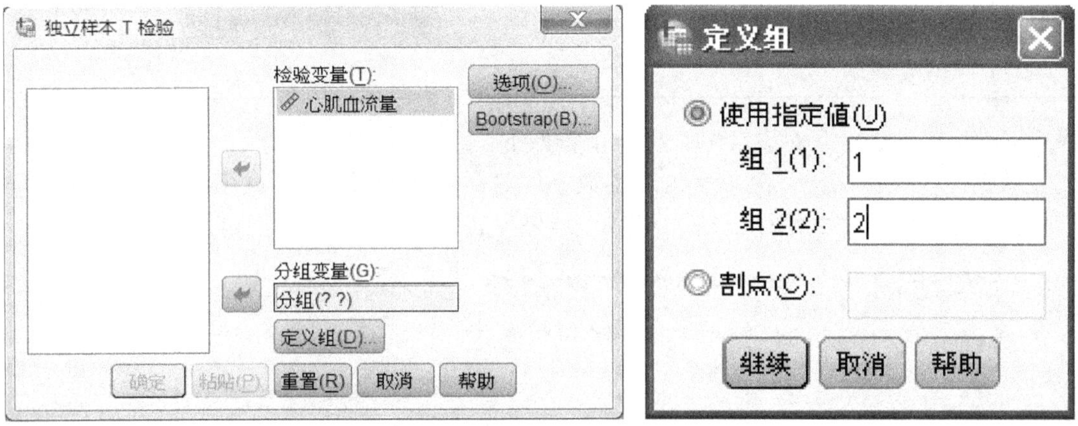

图 7－26 定义“检验变量”和“分组变量”

表 7－13 组统计量

	分组	N	均值	标准差	均值的标准误
心肌血流量	正常组	9	2.656	0.474 6	0.158 2
	低氧组	8	5.150	0.851 9	0.301 2

表 7－14 独立样本检验

		方差方程的 Levene 检验		均值方程的 t 检验				
		F	Sig.	t	df	Sig.(双侧)	均值差值	标准误差值
心肌血流量	假设方差相等	1.027	0.327	−7.579	15	0.000	−2.494 4	0.329 1
	假设方差不相等			−7.332	10.684	0.000	−2.494 4	0.340 2

本例检验表格中呈现了两种显著性水平，前者为两样本方差方程的齐性(Levene) 检验结果：$F=1.027$，$P(\text{Sig})=0.327>0.05$，说明两个样本方差相等(方差齐性)，可以直接用 t 值计算公式，读取检验

笔记栏

统计量 $t=-7.579$，自由度 $\nu(\mathrm{df})=n_1+n_2-2=15$，$P(\mathrm{Sig})\approx 0.00$。本例结论为两样本均数的差别具有高度统计学意义，可以认为两环境中心肌血流量总体均数不同。如果两个样本方差不相等(方差齐性)，则应采用 t 值计算公式，读取检验统计量 $t'=-7.332$，自由度 $\nu(\mathrm{df})=10.684$，$P(\mathrm{Sig})\approx 0.00$。

3. 配对设计样本 t 检验　配对数据主要包括以下三种情况。

(1) 同一受试对象处理前后的数据。

(2) 同一受试对象两个部位的数据或同一样品用两种方法(仪器等)检验的结果。

(3) 配对的两个对象分别接受两种处理后的数据。

例 7.10　某项研究评估咖啡因对运动者的心肌血流量的影响，先后测定了 12 名男性志愿者饮用咖啡前后运动状态下的心肌血流量[mL/(min·g)]，数据如表 7-15 所示，问饮用咖啡前后运动者的心肌血流量有无差异。

表 7-15　12 名运动者饮用咖啡前后的心肌血流量[mL/(min·g)]

编　号	饮　用　前	饮　用　后	差　值　d
1	4.8	4.8	0
2	5.1	4.9	0.2
3	6.4	4.5	1.9
4	5.7	5.4	0.3
5	5.6	4.7	0.9
6	5.3	3.8	1.5
7	5.1	4.1	1.0
8	4.9	3.2	1.7
9	4.7	3.0	1.7
10	3.5	3.2	0.3
11	5.2	5.3	−0.1
12	5.3	5.1	0.2

采用 SPSS 软件进行配对设计的 t 检验步骤如下：

建立数据库→点击“分析”菜单→比较均数→配对样本 T 检验→将“饮用前”和“饮用后”同时置入“成对变量”的“对 1”框中(图 7-27)→确定，结果见表 7-18。

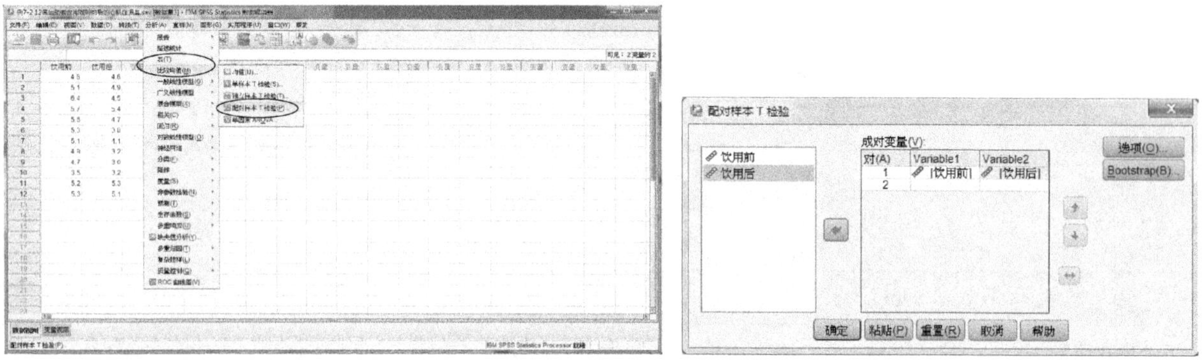

图 7-27　“配对设计 t 检验”操作步骤

表 7-16　配对样本检验

		成对差分					t	df	Sig.(双侧)
		均值	标准差	均值的标准误	差分的 95%置信区间				
					下限	上限			
对 1	饮用前-饮用后	0.800 0	0.741 0	0.213 9	0.329 2	1.270 8	3.740	11	0.003

笔记栏

表 7-16 中配对差值的均值为 0.800 0，差值的标准差为 0.741 0，$t=3.740$，自由度为 $\nu=n-1=11$，显著性水平 $P(\mathrm{Sig})=0.003<0.05$，可以认为咖啡前后的心肌血流量不同，即咖啡中咖啡因成分

可能会使心肌血流量下降。

二、多个样本均数比较的方差分析

在科研数据的分析时 3 组或 3 组以上样本均数的比较往往采用方差分析。方差分析(ANOVA)的基本思想是把全部观察值之间的变异(总变异),根据方差可加性的特点,按设计和需要分解成两个或多个部分,每一部分变异都反映了研究工作中某种特定的内容(如某个因素的作用及随机误差的作用等),通过对这些变异的比较作相应的统计学判断。

例 7.11 某医师研究胃癌与胃黏膜细胞中 DNA 含量的关系,分别测定正常人、胃黏膜增生患者和胃癌患者的胃黏膜细胞中 DNA 含量(A.U),数据如表 7-17。试问三组人群的胃黏膜细胞中 DNA 含量是否相同?

表 7-17 三组人群的胃黏膜细胞中 DNA 含量

实验编号(j)	人群分组(i)		
	正常人(i=1)	胃黏膜增生患者(i=2)	胃癌患者(i=3)
1	11.9	13.9	20.3
2	13.4	17.2	17.8
3	9.0	16.5	23.4
4	10.7	14.7	17.1
5	13.7	14.6	20.6
6	12.2	13.0	19.5
7	12.8	12.0	16.4
8	14.0	16.4	22.2
9	11.5	14.1	20.1
10	12.9	15.6	17.6
11	12.6	14.8	18.2
12	13.5	13.9	22.9
13	10.8		19.9
14	12.1		

采用 SPSS 软件进行完全随机设计数据方差分析的步骤如下:点击"分析"菜单→比较均数→单因素 ANOVA(图 7-28 左)→将"分组"置入"因子(F)"框内,将"dna 含量"置入"因变数列表(E)"框内(图 7-28 右)→点击"选项"选中统计量栏的"描述"(图 7-29 左);点击"两两比较"选中假定方差齐性栏的"LDS"(图 7-29 右)→确定。

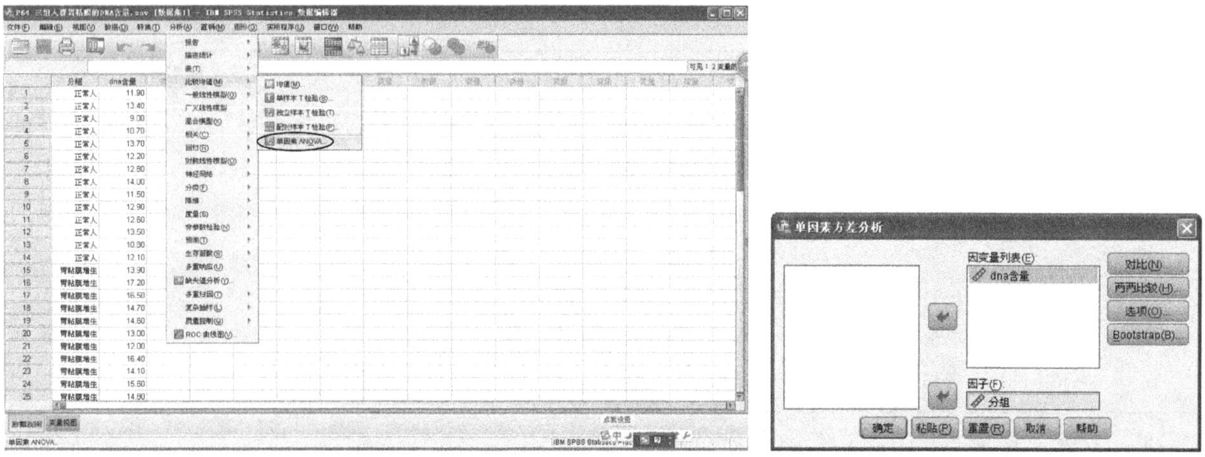

图 7-28 "单因素方差分析"操作步骤

笔记栏

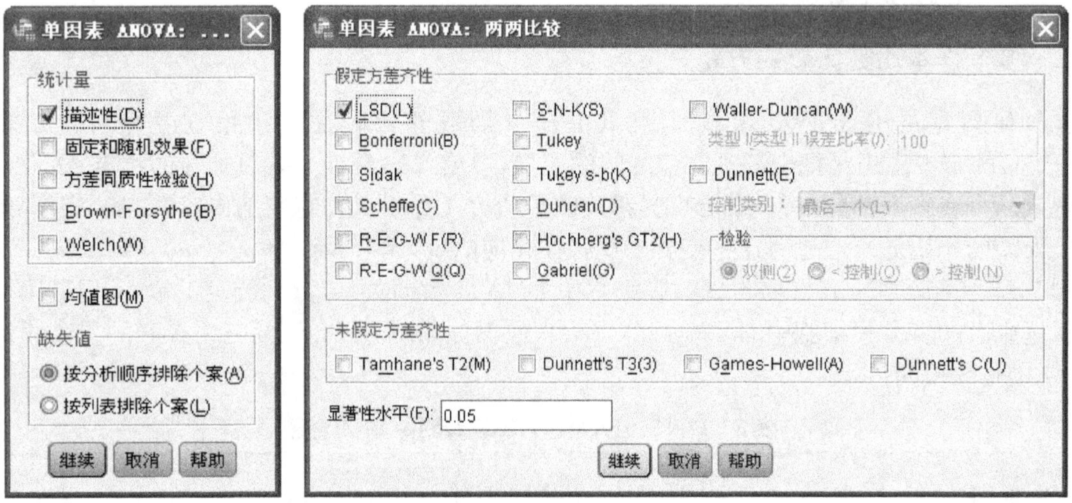

图 7-29　多样本均数“统计描述”及“两两比较”

结果分别见表 7-18，表 7-19 和表 7-20。

表 7-18　三组人群 DNA 含量的常用指标

	N	均值	标准差	标准误	均值的 95% 置信区间		极小值	极大值
					下限	上限		
正常人	14	12.221 4	1.377 39	0.368 12	11.426 1	13.016 7	9.00	14.00
胃黏膜增生	12	14.725 0	1.508 23	0.435 39	13.766 7	15.683 3	12.00	17.20
胃癌	13	19.692 3	2.226 90	0.617 63	18.346 6	21.038 0	16.40	23.40
总数	39	15.482 1	3.610 50	0.578 14	14.311 7	16.652 4	9.00	23.40

表 7-19　方差分析(ANOVA)表

	平方和	df	均方	*F*	显著性
组间	386.162	2	193.081	63.656	0.000
组内	109.195	36	3.033		
总数	495.357	38			

表 7-20　方差分析之后进行均数之间的两两比较

LSD 检验

(I)分组	(J)分组	均值差(I-J)	标准误	显著性 *P* 值	95% 置信区间	
					下　限	上　限
正常人	胃黏膜增生	-2.503 57 *	0.685 15	0.001	-3.893 1	-1.114 0
	胃癌	-7.470 88 *	0.670 81	0.000	-8.831 3	-6.110 4
胃黏膜增生	正常人	2.503 57 *	0.685 15	0.001	1.114 0	3.893 1
	胃癌	-4.967 31 *	0.697 20	0.000	-6.381 3	-3.553 3
胃癌	正常人	7.470 88 *	0.670 81	0.000	6.110 4	8.831 3
	胃黏膜增生	4.967 31 *	0.697 20	0.000	3.553 3	6.381 3

* 均值差的显著性水平为 0.05。

笔记栏

表 7-18 是对三组人群 DNA 含量常用指标的描述，表 7-19 是完全随机设计数据的方差分析(ANOVA)结果，表中 $F=63.656$，显著性 $P\approx 0<0.001$ 说明假设检验结果为阳性，可以认为三组人

群的胃黏膜细胞中 DNA 含量是总体均数不相等或不全相等；方差分析之后进行均数之间的两两比较（本例采用最小显著 t 检验法 LSD 检验），表 7－20 中结果表明正常人、胃黏膜增生患者和胃癌患者的胃黏膜细胞中 DNA 含量的均数各不相同，P 值均小于 0.01 表示三组间 DNA 含量两两之间的差别都具有统计学意义。根据表 7－20 描述，三组人群中以胃癌患者的胃黏膜细胞中 DNA 含量最高（19.692 3 A.U），胃黏膜增生患者其次（14.725 0 A.U），正常人胃黏膜细胞中 DNA 含量最低（12.221 4 A.U）。

第五节　计数资料的 χ^2 检验

χ^2 检验（chi-square test 或称卡方检验）是以对于计数资料进行假设检验的常用方法。用于两个或多个率的比较和配对资料的比较。

一、两个样本率比较的 χ^2 检验

例 7.12　某医师研究用兰芩口服液与银黄口服液治疗慢性咽炎疗效有无差别，将病情相似的 80 名患者随机分成两组，分别用两种药物治疗，结果见表 7－21。问两种药物的疗法有无差别？

表 7－21　慢性咽炎两种药物疗效资料

分　组	有　效	无　效	合　计	有效率(%)
兰芩口服液	41(a)	4(b)	45($a+b$)	91.1
银黄口服液	24 (c)	11 (d)	35 ($c+d$)	68.6
合计	65 ($a+c$)	15 ($b+d$)	80 ($n=a+b+c+d$)	81.3

采用 SPSS 软件进行四格表资料卡方检验的步骤如下：

1. 建立数据库并进行数据的预处理　　点击“数据”菜单→加权个案→将“例数”置入“频率变量”框→确定（图 7－30）。

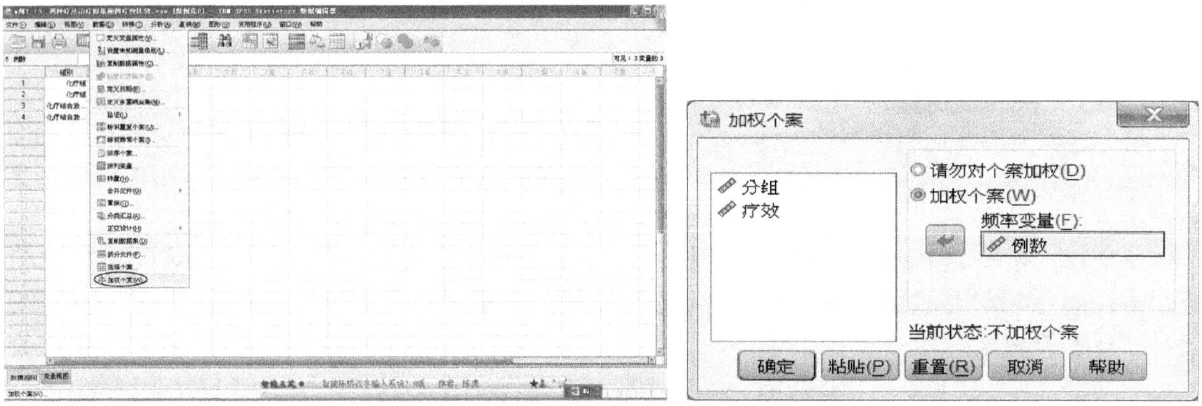

图 7－30　建立数据库并进行数据加权预处理

2. 进行四格表资料卡方检验　　点击“分析”菜单→描述性统计→交叉表→将“分组”置入“行”框内，将“疗效”置入“列”框→点击“统计量”→选中“卡方”（图 7－31）→继续→确定，结果见表 7－22。

笔记栏

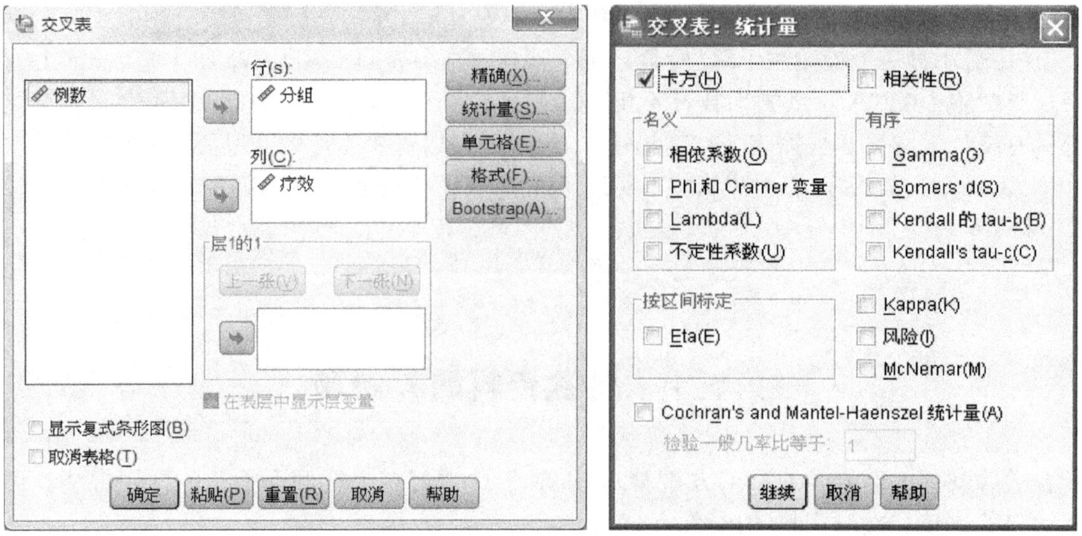

图 7-31 定义“行”与“列”变量及“卡方”统计量

表 7-22 卡 方 检 验

	χ^2值	df	渐进 Sig.(双侧)	精确 Sig.(双侧)	精确 Sig.(单侧)
Pearson 卡方	10.000[a]	1	0.002		
连续校正[b]	8.658	1	0.003		
似然比	10.232	1	0.001		
Fisher 的精确检验				0.002	0.001
线性和线性组合	9.885	1	0.002		
有效案例中的 N	87				

a. 0 单元格(0.0%) 的期望计数少于 5;最小期望计数为 16.80;b. 仅对 2×2 表计算。

SPSS 软件对四格表数据(2×2 表)进行卡方检验应注意其适用条件。

(1) 当数据的 $n\geqslant 40$,且最小期望计数 $T\geqslant 5$ 时,选择 Pearson 卡方 χ^2 值。

(2) 当最小期望计数 $1\leqslant T<5$,且总例数 $n\geqslant 40$ 时,选择连续校正 χ^2 值。

(3) 最小期望计数 $T<1$ 或总例数 $n<40$ 时,选择 Fisher 的精确检验 χ^2 值。

本例最小期望计数为 6.56,所以数据计算结果选择 Pearson $\chi^2=6.565$,$P=0.01<0.05$,可以认为兰苓口服液和银黄口服液的总体有效率确实不同。

二、配对设计资料的 χ^2 检验

同一研究对象或样品用两种不同的实验方法得到不同的数据,或者以年龄和性别等属性配对的不同、对象治疗方法不同也能得到相应的数据。这些数据的有效率(比)分析可以用配对设计四格表卡方检验。

例 7.13 有 205 份咽喉涂抹标本,每份按同样条件分别接种在甲、乙两种白喉杆菌培养基上,观察白喉杆菌生长情况,试比较两种培养基的检出率,结果如表 7-23 所示。这种数据分析属于配对设计四格表 χ^2 检验。

表 7-23 两种培养基培养白喉杆菌结果比较

乙培养基	甲培养基		
	+	-	合计
+	36(a)	24(b)	60
-	10(c)	135(d)	145
合计	46	159	205

笔记栏

本资料从表中资料可见有四种结果：a 表示甲＋乙＋，b 表示甲＋乙－，c 表示甲－乙＋，d 表示甲－乙－。如果我们目的是比较两种培养基的培养结果有无差异，则 a、d 两种结果是一致的，对差异比较毫无意义可以不计，只须考虑结果不同的 b 和 c 从而分析差异有无统计学意义。

采用 SPSS 软件进行配对设计卡方检验的步骤：

1. 建立数据库并进行数据的预处理　　数据→加权个案→将“例数”置入“频率变量”框→确定，结果见图 7－32。

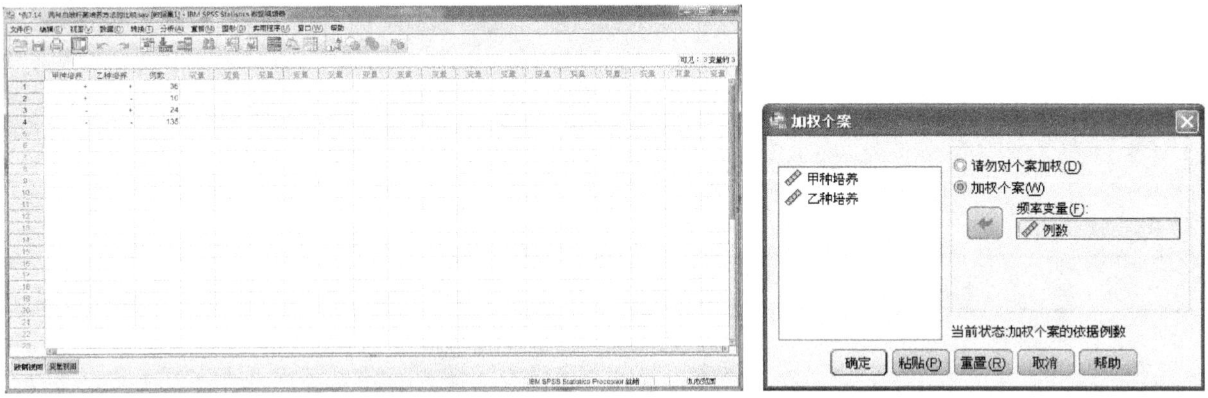

图 7－32　建立数据库并进行数据的预处理

2. 进行配对设计数据的卡方检验　　分析→描述性统计→交叉表→将“乙培养基”置入“行”框内，将“甲培养基”置入“列”框→点击“统计量”(图 7－33 左)→选中“McNemar”(图 7－33 右)→继续→确定，结果见表 7－24。

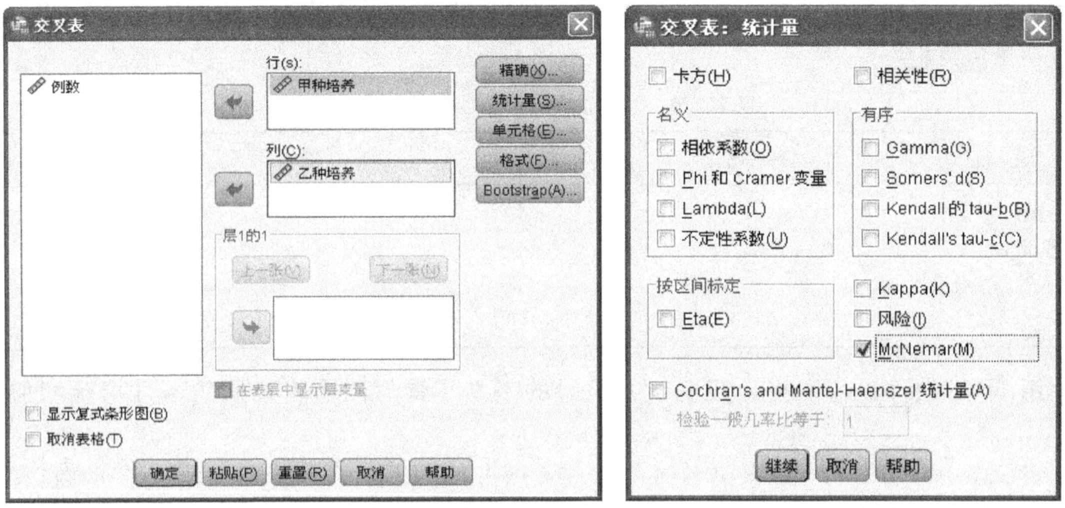

图 7－33　定义“行”“列”变量 和“McNemar”统计量

表 7－24　卡 方 检 验

	值	精确 Sig.(双侧)
McNemar 检验		0.024
有效案例中的 N	205	

表 7－24 中没有配对卡方检验的统计量(McNemar 检验值)，只能读取显著性 $P=0.024<0.05$，说明甲、乙两培养基的白喉杆菌检出率确实不相同。本资料的配对 McNemar 检验还可以选择“非参数检验”菜单中的两个相关样本检验(图 7－34)，得 $\chi^2=4.971$，$P=0.026$(表 7－25)。

笔记栏

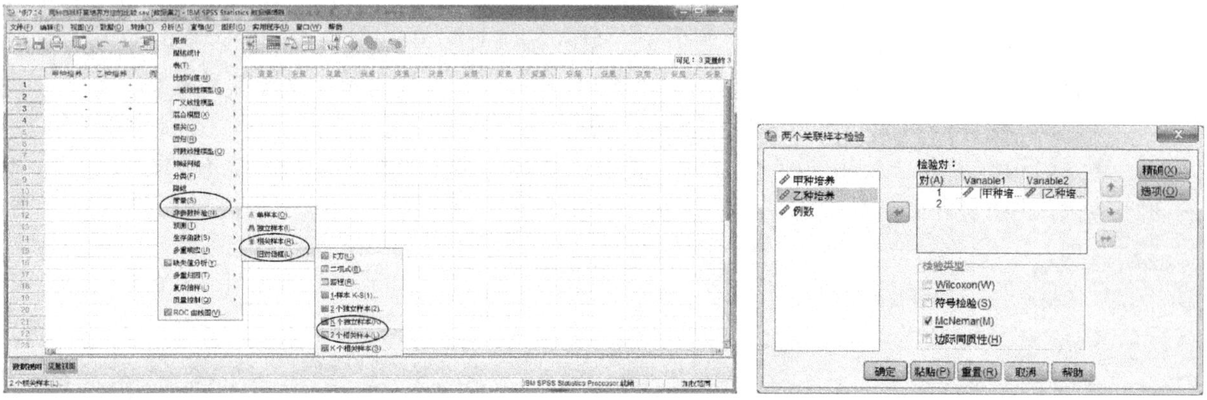

图 7-34 两个关联样本的非参数检验

表 7-25 检验统计量[b]

	甲种培养 & 乙种培养
N	205
卡方[a]	4.971
渐近显著性	0.026

a. 连续性已修正；b. McNemar 检验。

三、多个样本率比较的 χ^2 检验

多个样本率或构成比差别的显著性检验采用行×列表 χ^2 检验。

例 7.14 某医院用 3 种方案治疗急性肝炎 254 例，观察结果如表 7-26，问 3 种方案治疗急性肝炎的有效率是否不同？

表 7-26 3 种方案治疗急性肝炎效果比较

组 别	有 效	无 效	合 计	有效率(%)
西药组	51	49	100	51.00
中药组	35	45	80	43.75
中西医药结合组	59	15	74	79.73
合计	145	109	254	57.09

采用 SPSS 软件进行四格表数据卡方检验的基本步骤与四格表数据的卡方检验相似，操作如下：

1. 建立数据库并进行数据数据的预处理　点击"数据"菜单→加权个案→将"例数"置入"频率变量"框→确定(图 7-30)。

2. 进行多个样本率比较卡方检验　点击"分析"菜单→描述性统计→交叉表→将"组别"置入"行"框内，将"疗效"置入"列"框→点击"统计量"→选中"卡方"(图 7-31)→继续→确定，结果见表7-27。

表 7-27 卡方检验结果

	值	df	渐进 Sig.（双侧）
Pearson 卡方	22.808[a]	2	0.000
似然比	24.149	2	0.000
线性和线性组合	12.382	1	0.000
有效案例中的 N	254		

笔记栏

本资料 $\chi^2=22.808, P\approx 0.000<0.01$。结论是可以认为 3 种方案治疗急性肝炎效果不完全相同。

多个样本率比较的行×列表 χ^2 检验要注意以下几点。

(1) 行×列表中不宜有 1/5 以上格子的最小期望计数小于 5，任何一个格子的最小期望计数都不能小于 1。因为软件计算的结果中没有连续性 χ^2 校正值。当理论数太小时可采取下列方法处理：① 增加样本含量以增大理论数；② 选择 Fisher 的精确检验法；③ 将太小理论数所在行或列与性质相近的邻行、邻列中的数据合并，使重新计算的期望计数增大。但不能把不同性质的资料合并，如研究血型时，不能把不同的血型数据合并。

(2) 当检验结果为差异具有统计学意义时，只能认为各总体率之间总的来说有差别，但不能说明三组药物疗效彼此之间都有差别。至于是哪两种疗效还是 3 种疗效之间的疗效都不相同的结论要依据行×列分割表的卡方检验来完成(方法参考专业统计书籍)。

知识拓展

医学统计学常用统计软件包括“SAS”“STATA”和“SPSS”三大类型。其中“SPSS”最为常用。该软件主要功能如下：

① 数据录入、资料编辑、数据管理、统计分析、报表制作、图形绘制。

② 统计功能不仅包括护理科研者应该掌握计量资料平均水平及变异度基本指标的计算、t 检验、方差分析、χ^2 检验、相关回归分析等内容。而且还包括非参数检验、多元回归分析、聚类分析、判别分析、主成分分析和因子分析等分析。

③ SPSS 软件界面友好，操作方便，图形可以粘贴到 Word 文档或 Powerpoint 中。原始数据也可以从 EXCEL 及 DBF 数据文件中获取。

小 结

1. 护理研究中统计工作的步骤
   - 统计设计
   - 搜集资料
   - 整理资料
   - 分析资料

2. 护理研究中统计资料的类型
   - 计量资料：绘制频数分布图表并计算均数、标准差，根据相关的条件进行 t 检验及方差分析
   - 计数资料：计算率、构成比和相对比，进行不同类型的 χ^2 检验
   - 等级资料：进行秩和检验等

3. 本章创新与尝试
   - 创新：采用中文版 SPSS19.0 软件绘制各种统计图表及进行统计资料的分析
   - 尝试：近年来国内各类统计软件指导用书中将统计处理方法与软件操作结合使用

【思考题】

(1) 描述一组科研资料平均水平和变异程度的常用指标有哪些(注意应用条件)?

(2) 护理研究中相对数指标的注意事项有哪些?

(3) 对资料样本率比较时如何选用不同的检验方法?

(4) 如何正确使用不同类型的统计图?

(孙　蓉)

笔记栏

第八章

质性研究

学习要点

● **掌握**：① 质性研究的概念；② 现象学研究、扎根理论研究、个案研究方法；③ 质性研究基本步骤。

● **熟悉**：① 质性研究与量性研究的区别；② 历史研究、民族志研究方法。

● **了解**：综合质性研究和量性研究方法在护理研究中的应用。

第一节 概　　述

一、定义

以自然科学为基础的量性研究方法，强调通过科学抽样证明假设是否成立，进而推出相对适用于整体的理论。而实际临床护理工作中有一些护理现象无法进行量性测量或者量性测量的结果不能真实反映临床护理问题，需要研究者使用质性研究进行描述、归纳、分析或解释，从实际观察的资料中发现共性的护理问题或解释护理现象。20世纪70年代末，西方护理人员尝试将社会科学和行为科学中普遍运用的质性研究方法引入护理专业领域。90年代，这种方法逐渐被我国护理学者运用，近年来得到迅速发展，常被应用于对某些新出现的护理现象，或者当前的知识或理论无法解释的临床护理问题的研究。

质性研究是定性研究，是对某种现象在特定情形下的特征、方式、含义进行描述、归纳、分析、解释的过程，是从实际观察的资料中发现共性问题的过程，属于探索性和叙述性研究。

质性研究是对有关个人或事件的深入描述，资料收集一般是研究人员作为研究工具深入研究现场，在自然情境下，通过半结构或非结构式的访谈、对研究对象的观察或实物分析，采用观察、交谈、录像、记录等方法收集研究数据，并对文字、观察结果等数据就某一共性的护理问题或护理现象进行描述、归纳、分析或解释的过程。

二、质性研究与量性研究的比较

质性研究和量性研究是两种不同的研究方法。对两种研究方法的比较认识可以帮助护理研究者选择正确的方法研究护理问题。

笔记栏

1. 哲学基础　质性研究和量性研究以不同的认识论为基础。质性研究以人道主义和自然主义为哲学基础，其基本思想是：任何现实都不是唯一的，存在多个事实；每个人对事物的感受和认识不同，每个人的现实观也是不同的，并随着时间的推移而有所改变；对事物的认识只有在特定的情形中才有意义，同一事物可以存在不同的意义，这种主观性是理解人类经验的基础。

量性研究则是以逻辑的实验经验论或实证论为基础，通过逻辑原理和推理获得科学知识，基本思想是：只有一个由仔细的测量决定的事实；所有个人行为都是客观的、有目的、可测量的；用正确的测量工具去测量行为；个人的价值观、感受或观点不能影响测量，量性研究强调严密性、客观性和质量控制。与量性研究相比，质性研究更具有人文关怀和普遍意识，强调在自然情境下对个人"生活的世界"以及社会组织的日常运行进行探究。

2. *推理方法*　质性研究运用的是归纳推理、辩证推理，即将简单的问题复杂化，从个别到普遍，从特殊到一般的推理方法，通过对各种不同背景下的社会现象的理解，归纳为理论。

量性研究要求简明和简化还原，即将复杂的问题简单化，把整体分解为部分来测量，用演绎推理将一般原理推论到个别情况。

3. *目的*　质性研究的目的在于描述和解释，是用系统的、互动的、主观的方法来描述生活经验并赋予一定的意义。强调对研究对象有重要意义的观点和事实，而不是对研究者有重要意义的结果。例如，对临终关怀中"生死观"的研究目的主要在于理解临终者的看法和观点，而不是护士或其他医务工作者所认为的临终前的需要。质性研究探索现象的丰富性和复杂性，发挥理解人类生活的意义，以指导护理实践，有助于护理理论的发展。研究结果是参与者的经历，从研究者感受出发，以个人回答的形式来报告，通常运用丰富的叙述性文字描述来呈现，包括对这些经历的引述、评论、故事等。

量性研究的目的是预测和控制，用来描述变量，检测变量间的关系，决定变量间的因果关系，常用于验证理论。例如，对临终关怀中"预期生存时间"进行量性研究的目的主要在于分析临终的症状、体征、评估方法等与临终状态的关系，而不是患者对"预期生存时间"的主观感受。量性研究注重现象的客观性、普遍性和代表性，验证理论、分析变量间的关系并推广结论以预测未来变化的趋势，研究结果通常以数字的形式表示。

4. *方法*　质性研究一般采取观察、非结构或半结构访谈、实物分析等方法，一般不从广泛的文献回顾开始，需要研究者与研究对象之间在信任、平等的条件下密切接触。要求从研究对象的角度来看问题。研究通常借助录音机、摄影机、书写员等研究工具采用非结构式或半结构式会谈、观察等方法进行。

量性研究是一种正式的，客观、系统的过程，借助结构完整、格式严格的量表、问卷、各类测验工具等进行测量，以数字资料获取信息，常采用实验、调查研究、结构化访谈、结构化观察等方法，以减少研究者对研究对象的主观影响。要求对与课题有关的研究做深入广泛的文献回顾之后再确定问题或进行研究设计，严格按照研究设计进行每一个步骤，并尽量减少干扰因素的影响，避免研究者对研究对象的人为干扰而造成的偏倚。

5. *结果分析*　质性研究的资料分析与资料收集常同时进行，研究者确定分类、组织资料的类别，然后将相似的资料归纳，形成主题；对所有主题进行阐述和说明，将资料组织为对研究现象的有意义、个体化的解释或框架。研究结果是本研究的独特的结果，用来分析变量间的关系，并发展理论，这种对特殊条件下的现象分析将有助于理解相似条件下的相似现象。

量性研究则是运用严格的统计方法进行量性资料的分析，用统计方法来简化和组织资料，控制测量工具、统计分析过程来保证结果的科学性，检验研究结果是否有统计学意义和实践意义，以验证科研假设是否成立，进一步推广研究结果。

Connelly 和 Yoder 指出由于护士有护理教育经历和临床经验，对这两种护理研究的方法应该都会感到得心应手。表 8－1 表示了质性研究与量性研究的区别，看起来质性研究比量性研究容易进行，研究者不需要考虑数字和复杂的统计分析，但并不完全适合研究新手进行，对于这种研究的指导并不像进行量性研究的指导那样轮廓鲜明且容易跟进。

笔记栏

表 8-1 质性研究与量性研究的区别

项　目	质 性 研 究	量 性 研 究
哲学基础	诠释或批判主义	实证主义
关键概念	行为、事件、语境、意义	变量、值、统计学显著性
研究目的	增加对现象的理解	检验变量之间的关系
科学假设	无	有
侧重于	研究过程	研究结果
研究工具	研究者	严格设计的问卷、量表、测试工具等
样本	有意选取、小样本	随机抽样、大样本
数据分析	文本分析	统计分析
与研究对象的关系	信任的、平等的、如朋友般密切的接触	短期的、有距离的、甚至是双盲的

第二节　质性研究的类型

质性研究有许多类型。Field 和 Morse 确认了八种方法：民族志学、扎根理论、民族学、行为学、民族科学、民族方法论、分析性社会学、现象学。Leininger 将民族护理方法加入其中。Wilson 和 Hutchinson 列举了十种质性研究类型：扎根理论、民族志学、现象学、民族科学、诠释学、历史调查、道德调查、女性主义研究、重大社会理论、个案研究。Burns 和 Grove 提出六种质性研究方法：现象论、扎根理论、民族志、历史、哲理研究、重大社会理论。Poilt 和 Hungler 列举了十种质性研究：民族志学、民族科学、现象学、诠释学、行为学、人文心理学、扎根理论、民族方法论、符号互动作用、谈话分析。本节中将描述五种常用的质性研究：现象学、扎根理论、民族志、个案研究及历史研究法。

一、现象学研究

现象学是描述的科学，是 20 世纪在西方流行的一种哲学思潮。狭义的现象学指20 世纪西方哲学中德国犹太裔哲学家 E. Edmund Husserl 创立的哲学流派或重要学派。广义的现象学首先指这种哲学思潮，其内容除 Husserl 哲学外，还包括直接和间接受其影响而产生的种种哲学理论以及 20 世纪西方人文学科中所运用的现象学原则和方法的体系。

举例分析

现象学研究*

目的：探讨社区老年慢性阻塞性肺疾病(COPD)患者社区康复过程中自我管理的知、信、行现况。方法：采用质性研究的现象学研究方法，对 14 例康复期的社区老年 COPD 患者进行深入访谈，并对访谈结果进行分析。结果：COPD 患者康复自我管理的知识和技能、自我管理信念态度、自我管理行为 3 个主题及相应的副主题。结论：重视老年 COPD 患者，尤其是健康素养低下患者疾病专科相关健康信息的传播；在开展 COPD 自我管理项目的过程中，强调增强患者自我效能的同时要关注负性信念和消极态度对其自我管理行为选择的影响。

*引自：康建会，罗艳华，岑慧红等.老年慢性阻塞性肺疾病患者康复期自我管理的现象学研究.中国实用护理杂志，2014，30(11)：41-44.

笔记栏

现象学研究方法最初是由 Husserl 和弟子德国哲学家 Martin Heidegger 发展而来，是一种观察特定的现象，分析该现象中的内在成分和外在成分，把其中的要素提炼出来，并探讨各要素之间及各要素与周围情境之间关系的质性研究方法，适用于了解生活经验本质的问题研究。H. J. Streubert 和 D. Carpenter 认为："这种研究方法是一种'精密的、开放的、有系统的调查方法’。”

护理研究中现象学研究是运用哲学现象学的观念和方法，研究护理工作中的现象或事物，通过描述和分析还原现象或事物的本性，用护理专业性语言揭示护理体验所显现出来的共同特性及其意义。在护理现象学研究中，研究对象被要求描述他们感受到的经验，收集资料时，研究者需要抛弃自己对现象原本先入为主的想法，资料收集可采用多种方式，包括访谈法、观察法、书面叙述等。其中深度访谈是最常用的资料收集方法，也是护理现象学研究中的一个重要环节。研究者使用开放式问题，采用个人深入访谈法收集资料，同时配以实地观察，以求对研究对象所描述的体验有深刻理解。围绕研究主题展开的开放型或半开放型访谈，具有开放性、互动性和深入性的特点。是从探讨“个人生活史”、到重构“故事细节”、再到反思“存在意义”的序列过程。深度访谈应遵循三个基本原则：保持悬置的态度、建构平等的对话关系、探寻生活的意义等。

举例分析

现象学研究*

目的：了解白血病患儿父母的内心真实体验和需求，为选择针对性的护理措施提供理论和实践依据。方法：采用质性现象学研究方法，对 10 位白血病患儿的父母进行半开放式访谈，并运用 NVivo10.0 软件管理、发掘和查找文本数据，以 Colaizzi 现象学分析方法进行资料的分析。结果：提炼得出 4 个主题：① 孩子患白血病对父母来说是一次重大的危机事件；② 患儿父母的心理变化大体呈现阶段性；③ 患儿父母的压力具有多元性、压力的应对具有多样性；④ 患儿父母的需求具有多极性。结论：白血病患儿的父母需要更多的关注，护理人员应采取个性化护理措施，为患儿父母提供相应的护理照顾，使其处于最佳的健康状态，从而为患儿提供更好的社会支持。

*引自：刘卓，朱妍妍，李小寒.白血病患儿父母心路历程的现象学研究.中国实用护理杂志，2014，30(9)：41 - 45.

二、扎根理论

扎根理论作为质性研究中的一种建构理论，是由哥伦比亚大学 Anselm Strauss 和 Barney Glaser 两位社会学者在 1967 年出版的《扎根理论的发现》一书中提出的。20 世纪 80 年代以后教育领域对于扎根理论的运用得到认可，并成为欧美等国具有一定影响力的研究方式，其形成与两方面的理论思想有关，分别来自哲学和社会学：一是美国的实用主义，强调行动的重要性，注重对有问题的情境进行处理，在问题解决中产生方法；另外一个影响来自芝加哥社会学派，该学派广泛使用实地观察和深度访谈的方法收集资料，强调从行动者的角度理解社会互动、社会过程和社会变化。扎根理论虽然形成于社会学研究，却被广泛运用到不同的学科领域，尤其是健康、护理、教育、商业及心理学研究中。

扎根理论不是一种理论，而是一种研究方法，是运用系统化的程序，针对某一现象来发展并归纳式地引导出扎根的理论的一种定性研究方法。其主要目的是对现实中的现象进行深入解释，产生理论。扎根理论研究是从经验资料的基础上建立理论，研究者在研究开始之初一般没有理论假设，而是先有一个待研究的领域，直接从原始资料中归纳出概念和议题，然后上升到理论，是一种由具体到抽象的建立理论的方法，收集资料是理论的根基，只有从资料中产生的理论才具有生命力，如果理论与资料相吻合，理论便有了实际的用途，可以用来指导人们具体的生活实践。因此，扎根理论的概念框架来自资料而不是先前的研究。研究者在资料收集和分析的过程中采用不断比较的方法，去发现不同的研究对象所提供的资料间的相同点和不同点，将片段资料组合成有功能的整体框架，进而形成理论。

扎根理论强调社会过程和结构，主要目的是形成植根于现实、资料收集、资料分析和抽样基础

笔记栏

上的对现象的解释。资料可以来自深度访谈、观察和现存的记录文件，一般研究对象 25～50 人，典型的使用扎根理论研究法研究的案例是由美国的 Kubler-Ross 博士对数百名临终患者进行的有关临终患者心理特点的研究。研究者通过深入观察、访谈等方法，获得大量临终患者心理变化的第一手原始资料。通过对这些资料的归纳、分析，进而总结出临终患者心理活动的基本变化规律，将绝症患者从获知病情到临终时的心理反应过程分为否认期、愤怒期、商讨期、抑郁期和接受期 5 个阶段。这一研究结果有利于临床医护工作者更好地了解临终患者的心理特征和变化规律，并很好地理解和及时观察患者在每个时期行为态度上的细微变化，以便适时为临终患者提供恰当的心理支持。Burnard P 应用扎根理论于 20 世纪 90 年代做了一项关于英国护士学生对经验学习的感受的研究，研究者深度访谈了便利抽样的 12 名护士学生，结果显示学生认为经验学习比单纯老师课堂讲授学到的东西多，尽管学生肯定课堂学习，但护理相关的大多数知识、技能是从临床工作中学到的。这一研究证实了在护理教育场所应用经验学习对教育结果的重要意义。

举例分析

扎根理论*

目的：探索国内专科护士培养领域准入相关因素，为规范专科护士培养领域提供理论依据。方法：采用扎根理论研究方法，通过参与式观察和半结构访谈收集资料，利用三级编码进行资料分析。结果：专科护士培养领域准入需要从护理专科、国家政策、国际趋势和措施保障等几个方面进行综合评估，以确定专科领域是否适合发展专科护士。结论：专科护士培养领域准入的评估可以从不同角度了解某个专科领域现阶段是否可以发展专科护士，对于规范专科护士培养领域有重要意义。

*引自：吴文芳，冷婧，王贞慧，等.扎根理论在国内专科护士培养领域准入研究中的应用.护理研究，2016，30(17)：2140－2144.

三、民族志研究

民族志又称人种学，其含义是“人类画像”，并且是一种同一族群当中人们“方向或生活”的画像。民族志研究，又称人种志研究，是人类学最重要的研究方法之一，研究者以参与、观察的方法，对特定文化及社会群体进行研究，搜集制作资料、纪录、评价，并以社会学或人类学的理论来解释此类观察结果的一种研究方法。其发展经历了早期业余民族志和专业民族志两个阶段，具有整体性和“以小见大”的特点，其整体性体现在被研究的对象通常以集体的形象出现，且一般采用全貌式的描述方法，并阐述各部分与整体的关系。

民族志研究是社会研究的一种普遍的途径，被许多学科或应用领域所采用，如社会与文化人类学、社会学、人类地理学、教育研究、文化研究和护理研究等。在民族志研究中，研究者经常和被研究者的族群共同生活并且成为当地文化的一部分。研究者探索当地的礼仪和风俗，整个文化群体或是文化次群体都有可能被研究，其最终目的是文化理论的发展。

在护理研究中应用民族志研究的目的是从群体成员身上了解其文化，可以是大的群体如中国人，也可以是小的单位，如北京某医院监护病房的护理单位等。研究者的主要策略是参与观察和对象访谈，资料来源包括：观察、记录、图表等。资料的收集通常需要花费一定的人力，研究者要在田野停留相当长的一段时间，努力参与其文化活动，即作为参与者，搜寻 3 种信息：文化行为（文化成员做什么）、文化成品（文化成员制造什么）、文化言语（他们说什么）。其基本过程与其他质性研究类似，包括：确定被研究者—访谈并进行民族志记录—进行领域分析—分析结构性总议题—对照性议题和文化主题或议题分析—民族志写作。在健康保健领域，民族志研究最适合探讨不同文化中人们的健康信念、健康行为、照顾方式等。

举例分析

民族志研究*

目的：描述乌拉圭老人院护理人员与老年人之间的照护关系。方法：2011 年 1 月～2012 年 1 月采用民族志方法系统并有目的地在乌拉圭 4 部门的 9 个老人院中选择了 23 个入选者进行观察和访谈。结果：研究照护者、管理人员和入院的老年人之间的关系，得到的议题是：虐待老人的经历和体验、面对死亡的痛苦和实实在在存在的疼痛。结论：在乌拉圭老人院中存在这样的文化环境：对老年人歧视和其他因素汇成对老年人的虐待和老年人的各类痛苦。老人院内缺乏足够的老人安全和护理质量管理，缺乏定期检查和监督的管理模式，缺乏对照护者最基本的专业训练，缺乏对老年人心理、精神和信仰上的支持。包括护理人员在内的各界应促进教育干预来改善虐待行为，需要科学的知识、技能和沟通策略来鉴定和管理老人院里发生的不恰当行为。研究结果提示需要立即重审老人院的管理条例来维护老年人的权益。

*引自：Figueredo Borda N，Yarnoz AZ. Perceptions of abuse in nursing home care relationships in Uruguay. J Transcult Nurs，2014，26：164－170.

四、个案研究

个案研究法是指对单一的人、单一群体、单一组织或事件进行深入的研究。通过对单个对象(个人、家庭、团体、机构、社区、学校等)的某项特定行为或问题的整体性和深入研究，探讨当前事件，对事件的历史、真相、原因等方面作深入、周详的考察，了解其详细状况、发展过程及其与社会环境的联系，提出处理问题的方法。个案研究所研究的案例要求是真实的，研究的人或事可以是典型的，也可以不是，可以在较长时间里连续进行调查，从而研究其行为发展变化的全过程，也称为案例研究法、个案历史法，是一种经验性研究方法。

个案研究大致过程为制定研究方案、确定研究对象并进行个案现状评定、收集资料并进行分析、问题的矫正和指导、追踪研究和撰写研究报告。个案研究通过观察、访谈、问卷调查或研究对象的书写报告等方法记录资料，研究的个案可以是现在的，也可以是过去的，还可以追踪未来，收集资料的内容是由研究问题决定的，一般包括当事人从出生到现在的生活史、家庭关系、生活环境和人际关系的特点，根据研究的需要，也常对当事人作智力、人格等测验，或向熟悉当事人的家属、护士作调查。适用于典型事例、分析工作、诊断和缺陷补偿、信息反馈和经验总结等类型的研究。心理学中有许多著名的个案研究，如 Sigmund Freud 记述的，用临床分析法广泛地和患者交谈，收集资料，从而提出关于梦、防卫机制等理论。个案护理报告是针对临床实践中某个或某几个具有特殊意义的病例的个性现象进行研究和探讨，以探索疾病在医护工作中的个性特征和共性规律。

个案研究在心理护理、临床个案研究中虽有一定的作用，但存在着某些为实验法和相关法所没有的缺点：个案研究通常很难完全把握个体的全部有关事实，从第三者调查得来的资料也常有记忆误差或由好恶而导致的偏差。同时，个案研究中的个案，通常是由研究者根据特别的目的主观选择的，而不是随机选择的，常没有可供比较的个体，其研究结果常常无法推论到普通个体。

举例分析

个案研究*

目的：分析体育干预对青少年网络成瘾的作用及意义。方法：行动研究法，对一名 16 岁的网络成瘾男生 HG 进行体育干预个案研究。研究从解决 HG 网络成瘾问题的需要和设想出发，综合有关网络成瘾机制及干预的理论、方法、条件，制订总体干预行动计划和具体实施行动计划。收集整理 HG 在特定情境中行为表现日记、谈话录音、观察记录等有效资料，反思体育干预

笔记栏

行动。结果：HG躯体化症状减轻、焦虑缓解、不良情绪得到宣泄、积极应对方式建立。结论：亲子共同参与的休闲运动项目和专项运动训练相结合的综合干预方式效果理想，HG的网络成瘾目标问题得到解决。

*引自：刘映海，石岩.网络成瘾青少年体育干预个案研究.体育与科学，2014，(3)：68-73.

五、历史研究

历史研究法就是探讨人类过去活动的真相的方法，是运用历史资料，按照历史发展的顺序对过去事件进行研究的方法，也称纵向研究法，是比较研究法的一种形式。其基本步骤包括：提出研究问题、史料的搜集、史料的鉴别和评价、对史料进行分析和解释，最终形成研究报告。

举例分析

历史研究*

背景：中国医学体系历史上是以医药护为一体的形式存在，在发展进程中药学先行独立，医护仍为一体，均是以师带徒的形式代代相传。目的：探讨我国护士的萌芽，争鸣我国护理发展史。方法：历史研究法，对敦煌壁画中的女医童、女医童的工作、女医童具有护士的特质3类史料进行收集、整理和分析。结果及结论：护士的雏形在祖国医学的早期就已经若隐若现，敦煌壁画填补医学史记录的空白，欢迎大家就护士的起源展开讨论。

*引自：汪雪义，梁永林，贾晓彤.论敦煌壁画中的女医童与中国护士的萌芽.护理研究(上旬版)，2014，28(5)：1660-1661.

护理研究中的历史研究法是通过对古今中外有关资料的收集、整理，分析和研究人类过去丰富的护理实践与护理思想，借鉴和比较不同历史时代、不同社会背景下的护理经验、护理措施与效果，从而认识和揭示护理现象之间的联系、探索护理发展规律的一种研究方法，以达到以史为鉴、提供框架、改革证据并评估价值等作用。

第三节　质性研究的基本步骤

近年来，由于质性研究方法能够提供有价值的信息而被越来越多的健康相关领域的工作者接受，主要应用于：解释那些影响健康和疾病的经济、政治、社会和文化的因素；理解团体和个人如何自我解读健康和疾病；研究与任何公共卫生事件相关的不同参与者间的互动作用。

质性研究的基本过程是通过经验—设计—收集资料—分析资料—形成结论—回到经验中进行循环，以描述和解释生活经验并赋予一定的意义的过程。有固有的模式和步骤，但也并不是一成不变的，总体来说，包括以下几个步骤：确定研究现象，聚焦研究问题；文献综述，反思自我经验；选择研究对象；探讨研究关系；选择研究方法；进入研究现场；收集资料；分析资料，建构理论；写研究报告；质量检测(效度、信度、推广度、伦理问题)。基本步骤如图8-1。

一、确认研究问题

笔记栏

选择研究课题是护理科研的重要组成部分。护理工作者如何提出有价值的质性研究问题？从某种程度上说，找到一个前人没有研究过的课题并不十分困难，但其研究结果可能并没有任何意义。在质性研究中容易出现的问题是，研究者尽管收集了很多资料，但被他人所提供的精彩的故事所迷惑或陷入研究现场所发生的事情中，而看不清自己究竟要研究什么。

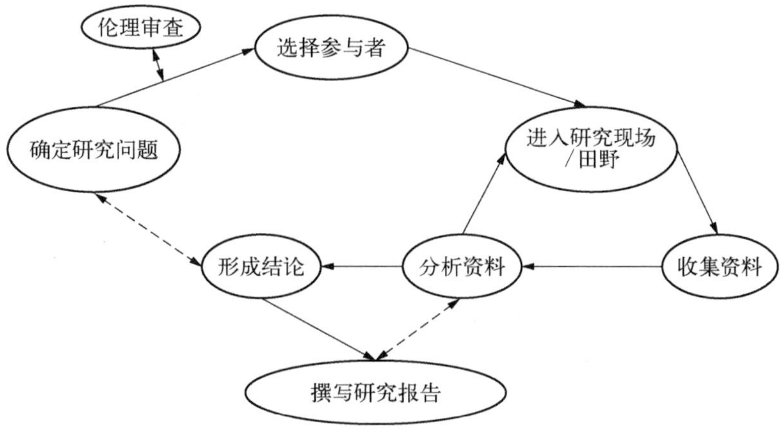

图 8-1　质性研究的基本步骤

因此，有价值的质性研究问题应包含三重含义：一是研究者对该问题不了解，希望通过此项研究获得一个答案；二是对该问题的研究对现实生活中存在的被研究者具有实际意义，是他们正关心的问题；三是研究是可以实施的，可行性强。一般来说建议：① 选择迫切需要解决的（实践的或理论的）问题；② 选择自己特别感兴趣的问题；③ 研究范围不宜过大，但有足够的探索空间；④ 实施条件许可，适合用质性研究方法。选题步骤参考第四章护理科研的选题。

二、选择参与者

质性研究需要从选择的研究对象处获得丰富的资料信息，其研究对象不仅包括人，也包括被研究的时间、地点、事件等，不强调代表性，但需要注意研究对象的典型性。

1. *伦理审查*　质性研究前研究方案同样需要经过伦理委员会对研究方案的设计与实施、研究对象的风险与受益、研究对象的招募、知情同意书告知的信息、知情同意的过程、研究对象的医疗和保护、隐私和保密、是否涉及弱势群体、是否对特殊疾患者群或特定地区人群造成影响等进行审查，通过后方可实施研究。

2. *抽样方法*　研究中研究者不可能对研究对象群体中的所有个体逐个进行探究，这就涉及抽样问题。质性研究的抽样不要求随机化，一般采用非概率抽样法，常用的有目的抽样、方便抽样、理论抽样和滚雪球抽样等。

（1）目的抽样：研究者以自身专业知识和经验为基础，根据特定研究目的和主观判断而选择包含典型特征、信息量丰富的研究对象，也称立意抽样或判断抽样。由于研究者做出主观判断时也要考虑到是否容易获得研究样本，因此研究者的主观判断更多地会考虑到自己的研究目的而选择“典型”个体。目的抽样可采取最大差异抽样或典型个案抽样的策略，是最多见的非随机抽样。以下几种情形较适宜采用目的抽样。

1）当研究对象是那些难以接触的、特定总体中的个体时，目的抽样是比较合适的做法。

2）研究对象是独一无二的个案时，研究者也只能采用目的抽样。

3）研究者清楚地知道自己的目的是试图深入了解某些特定类型的人群时，也可以采用目的抽样。

在目的抽样里，研究者主观上认为某个个体合适，那么就选择它成为研究样本。因此，样本的选择取决于研究者个主观判断和专业性，目的抽样无法估计随机误差，其结果不能推断总体。但是，目的抽样费用低、时间短、速度快，也可能产生有价值的研究结果。

举例分析

笔记栏

目的抽样*

目的：深入了解老年残疾人家庭照顾者的角色适应问题，为其适应照顾者角色提供帮助，更好地开展社区护理服务。方法：采用目的抽样法，对 11 名老年残疾人家庭照顾者进行深度访谈,访谈提纲根据罗伊适应模式拟定。用定向内容分析法分析资料。结果:提炼出4个主题:老年残疾人家庭照顾者身体健康水平下降,心理压力大,照顾能力不足,渴望支持。结论:老年残疾人家庭照顾者的角色适应问题较多,应积极开展多种养老服务,关注其身心健康,提高其照顾能力。

*引自:李立伟,沈军.老年残疾人家庭照顾者角色适应的质性研究.中国老年学杂志,2014,(3):749-750.

(2) 方便抽样:以研究者方便获得样本的方法获取研究对象,是研究者将自己在特定场合下偶然遇到的对象作为样本的一种方法。如在医院门口、门诊、公园等公共场所,随便选取某些患者、家属、行人等作为样本进行调查研究,这种方法比较简单方便,具有很强的灵活性,而且可能会发现一些意想不到的结果。

(3) 滚雪球抽样:主要用于寻找比较隐蔽的研究对象,可在找到一个研究对象后,请其推荐介绍更多的研究对象,像滚雪球一样,逐渐扩大样本量,直至找出足够的样本。适用于对调查总体不甚清楚的情况,常用于探索性的实地研究,特别适用于对小群体关系的研究。滚雪球抽样的缺点是:选择的被研究者很可能是同一类人,他们可能具有相似的特点或观点这些参与者之间彼此熟悉,可能因碍于面子或出于保密而隐瞒“真相”。

举例分析

滚雪球抽样*

肿瘤专业临床研究护士职责理论框架的扎根理论研究

目的:明确肿瘤专业临床研究护士的定义、资质及职责,为进一步培养肿瘤专业临床研究护士提供依据。方法:结合目的抽样与滚雪球抽样方法,通过半结构式深入访谈对10名临床研究护士、14例受试者、3名临床试验科室护理管理者、3名研究者进行访谈,采用扎根理论编码思路并分析资料。结果:共提炼肿瘤专业临床研究护士的定义、资质和职责3个主题,临床实践、研究管理、贡献科学3个维度;具体实践活动细则37项的三层分类结构。结论:肿瘤专业临床研究护士需向专业化发展;但目前研究护士的职责具有局限性;迫切需要规范肿瘤专业临床研究护士的定义、资质与职责;引领专科护理的发展。

*引自:屈欢,姜桂春,董雯,等.肿瘤专业临床研究护士职责理论框架的扎根理论研究.护理学杂志,2016,31(23):46-49.

(4) 理论抽样:目的是寻找可以对一个事先设定的理论进行说明或展示的实例,然后对这一理论进行进一步的修订。扎根理论研究中为建构理论常应用理论抽样方法,以检验和提炼研究者所提出的概念类属。研究者在不断提炼和发展类属并把它们逐步形成理论的过程中,不断地反省现存资料是否缺乏、理论上是否存在漏洞,再重新收集资料以弥补这些概念上的漏洞以及所缺乏的资料,抽样的目的是精炼观点,而不一定是增加最初的抽样样本,对研究者经验、自信和技巧的要求较高,访谈者本身对资料的信度至关重要。

3. 样本量的确定　质性研究中,资料的丰富程度比参与者的数量更重要,当一项研究开始的时候,一般没有特别规定资料收集时间的多少。如扎根理论,资料收集会一直持续到资料饱和为止。这里的饱和原则,是指研究者在与追加补充的参与人员会谈时,听到的主题或特点出现重复。从参与人员身上没有取得新的资讯,资料开始变得多余。这种情况可能发生在和5个参与者进行的会谈之后,也可能和100名参与者会谈后也不会发生。

笔记栏

一般而言,在和量性研究中会谈的参与人员数目比较之下,质性研究中会谈的参与人员数目相当得小。即使是考虑到微小的参与人员数字,质性研究的数量通常还是很庞大的。研究者需要根据可获得的时间、财力来权衡研究的深度和广度,并明确什么时候样本量饱和。大部分质性研究的样本量不超过100例。

三、收集资料

1. 进入研究现场/田野　　当准备进行资料收集或处于资料收集阶段时，研究者将进入研究场所或研究田野，与被研究者进行接触。然而，大多数情况下，深入到现场并不是那么容易而自然，需要研究者有精心的组织计划，并身临其境。因此选择的研究场所应有利于研究并适合进行资料收集，充分考虑空间距离、研究经费及参与者与有关部门的配合等因素，并尽量不改变现象发生的自然环境。研究者是一个“参与/观察者”还是单纯的“观察者”，需要根据研究目的、研究方法等进行综合分析。

2. 收集资料的方法　　资料收集过程根据研究者与研究对象的相互作用，可以被分为交互性方法和非交互性方法两种。访谈是典型的交互性资料收集方法，查阅历史文献、记录当事人档案、录制口述文字资料等属于非交互性方法，收集到的资料相对客观，很少涉及研究者的主观参与。其他类型的资料收集包括：开放式问卷调查、生活史、日记、个人收藏的信件和照片、官方文件等。本章重点介绍观察法和访谈法。

（1）观察法：根据研究者与研究对象的交互作用，涉及的研究工具、方式和手段而有所区别。根据与研究对象的交互作用来说可分为参与观察法、准参与和非参与观察法。参与观察法是研究者深入到研究对象的生活世界中，真正了解现象或行动的意义。准参与观察法是研究人员参与群体或组织的活动中，但不隐瞒自己的身份进行观察的方法。非参与观察是研究人员与参与者的活动是纯粹的观看，没有互动，研究人员置身于研究对象的生活世界之外，从旁观者的角度与立场，来了解现象或行动的意义。从所用工具和手段来说有结构、准结构、非结构式观察法。观察者事先选择一定的观察工具并确定观察样本和内容属于结构观察法。观察者事先没有确定观察内容、样本和工具等观察计划属于非结构观察法。从观察法的方式来说有连续式、非连续式观察法。

举例分析

观　察　法*

目的：真实反映社区卫生服务机构主要岗位的工作特征。方法：采用目的抽样原则，选取A、B、C 3个区县，在每个区县内再分别选取2家社区卫生服务机构进行非参与观察，主要观察全科医生、社区护士、预防保健人员不同岗位每天开展的工作任务内容、每项工作时间及每天的累计工作量等。结果：在非参与观察中发现，社区卫生服务机构不同岗位人员的职责多没有明确界定，工作内容存在一定的交叉，工作中互相推诿的现象较为常见。社区卫生服务机构全科医生岗位的工作内容多以社区门诊诊疗为主，虽开展慢性病管理，但很不规范，服务缺乏合理的操作流程；预防保健人员提供公共卫生服务的积极性和主动性不高，健康教育服务过多地注重形式而忽视内容，很难得到居民的认同，无法实现预期的效果。结论：非参与观察可以为社区卫生服务机构的岗位绩效考核提供较为客观的参考依据。

*引自：彭迎春，苏宁，何永洁.社区卫生服务机构岗位工作内容的非参与观察研究.中国全科医学，2012，15(7)：726-728.

观察法资料的记录常采用田野笔记方式，明确而具体地描述行为和事件，做到直接、详细，不做任何扩展、推论。记录内容包括三个层次：① 观察时或观察后立即记录观察到的行为和事件；② 追加不确定的观察内容、自己的分析；③ 在前两层基础上初步的抽象化结果。观察者在观察过程中产生的印象、感觉不同于行为和事件本身，需用特殊符号标记。

笔记栏

（2）访谈法：是常用的质性研究资料收集方法。根据访谈内容可分为结构式访谈和半结构式访谈。根据访谈形式可分为个人深度访谈和焦点团体访谈。

结构式访谈常常用在较大规模的调查中，过程一般需要高度标准化，即对所有被访问者提出的问题，提问的次序和方式，以及对被访者回答的记录方式等是统一的。为确保这种统一性，通常采用事先统一设计、有一定结构的问卷进行访谈。有时还需要准备合适的访谈指南，并对问卷中有可能发生误解问题的地方加以说明，避免产生偏差。结构式访谈中访谈者的态度、素质、经验等对访问结果有决定性的影响，访谈者往往不自觉地将自己的主观意见或偏见带进访谈过程，使得调查结果产生偏差。因此，结构式访谈需要严格挑选访谈者，需要对全体访谈者进行培训，做好心理、技术、物质以及相关知识准备。在护理质性研究中，结构式访谈常常与半结构式访谈结合使用。

半结构式访谈和对研究对象的观察是质性研究最常用的两种资料收集方法。半结构式访谈是按照一个粗线条式的访谈提纲而进行的非正式的访谈。访谈对象的条件、所要询问的问题等只有一个粗略的基本要求，访谈者可以根据访谈时的实际情况灵活地做出必要的调整，对提问的方式和顺序、访谈对象回答的方式、访谈记录的方式和访谈的时间、地点等不作具体的要求，具有灵活性。

个人深度访谈是与受访者正式交谈而获得资料的研究方法。研究者往往在预先安排好时间地点，进行有所准备的访问，访谈时需注意：① 研究者预先准备访谈大纲；② 避免采用引导式用语；③ 尽可能澄清访谈者的立场与态度；④ 访谈者应保持机警；⑤ 访谈记录分为事实记录和访谈者反应记录。

焦点团体访谈由一位主持人扮演调解者角色，通过半结构的团体讨论方式，针对预先被设定的议题进行讨论，以便收集与研究目的有关的资料。焦点团体访谈参与人员较少，通常有相似的社会和文化经历或共同关注特定领域，能进行深入交流，且交流重点在感兴趣的某一特定领域。研究人员可快速从参与者中探求信息，集体建构知识，参与者与研究者及参与者之间的互动有助于讨论在个人访谈中感到不舒适的话题，且生动有趣。焦点团体访谈在护理研究中逐渐增加，但研究者在焦点团体访谈时也应注意参与者可能会附和他人意见，或不愿意谈论自己的隐私，不能较好反映参与者的兴趣。

不同分类方法的访谈法也可交叉使用，如结构式访谈除采取个人深度访谈的方式外，也用于焦点集团访谈，即将调查对象集中起来同时作答。具体做法是将调查对象集中起来后，由一个调查员提出问题，并给调查物件提供一个回答公式，告诉他们如何记录自己的回答。同时，还应有两三名调查员在访问中间巡视，以便随时解答他们提出的问题。

3. 研究工具　质性研究以研究者本人作为研究工具，在获取资料时应进行记录，记录的方式可多样，常用文字、录音、图像、视频等，各类问卷、量表、录音工具、录像工具、访谈大纲等可作为质性研究的研究工具。

四、分析资料

质性资料分析是熟悉所收集资料的差异，排序编码，对内容进行详细阐述，将共同特征和差异分类，识别、比较，形成主题，将材料最终定稿并形成初步结论的过程。质性资料分析能够提高对研究的关注，将研究者发现的结果，加以系统地整理，并提炼资料内部特定的含义、主题、规则，大部分是通过研究者的思考、推理、归纳过程来完成的。包括四个阶段：初期资料分析、具体资料分析、语言命题及开发理论阶段。

1. 初期资料分析阶段　这一阶段主要是体察研究对象的生活世界，研究者通过反复阅读原资料，回忆收集资料时的情形，并深入到资料中，全面地理解研究对象的生活经历，理解众多研究对象共同要素的排序，并根据研究者的直觉、思考、归纳来确定初步的类别和主题。并通过访谈、录音、录像及记录等资料来确定是否有必要追加资料。

笔记栏

研究者对资料进行初步分析后，需要进行数据的整理转录，通常需要 24 小时内将录音转录为文字，转录时需逐字逐句，并由 2 位访谈者再次根据录音予以核实。必要时，可将访谈文字资料反馈给研究对象核实。

2. 具体资料分析阶段　这一阶段主要完成对收集的资料进行抄写和整理，根据主题缩减资料并组合出整体的框架。具体是将收集的资料进行分类、编码，并将资料提升连接至抽象性的各类别。研究者阅读对研究对象生活经历进行描绘的资料以形成整体概念，提炼其中重要句子或短语，对其中的概念、主题、模式及有意义的事件进行凝练，从中发掘有重要意义的分类。过程中根据研究目的可将部分类别合并成高一级的类别，以确定现象类型、模式等。在确定分类的过程中也会出现子分类，可通过图解来连接类别与子类别的关系。通过不断解释并整合各类别之间的关系，深入分析资料，找出核心变量和主题。

质性研究数据也可采用分析软件进行定性和定量分析，常用的有 NVivo、ATLAS.ti、AQUAD 等分析软件。可提高资料整理、分析的效率，避免部分人为因素造成的偏倚，但不能完全代替研究者的分析和归纳。

3. 语言命题阶段　语言命题阶段主要需要完成确认研究资料的可信性和有效性，确认已发现的分类，并对推论的概念进行命题。

这一过程可以将所有的资料系统地排序、编码，进行资料的编码有利于资料分析，也利于判断是否需要追加分析，并且资料之间相互容易比较，可提高研究结果的可信性。

4. 开发理论阶段　研究者通过以上阶段，将资料按照理论化进行整合，最终形成概念框架或理论框架。

综上所述，质性研究的资料分析是通过分析资料中凝练的各类别之间的关系和属性，找出分类之间的类似和差异，归纳出核心变量，对所确定的类别进行命题，进一步整合发展至理论，甚至初步验证理论。

五、撰写研究报告

质性研究重在“描述”和“解释”，最终研究成果也是以研究报告或研究论文的形式展示，一般结构与量性研究报告类似，包括研究背景、目的与问题、方法、结果和结论、讨论几个部分。不同于量性研究的是，质性研究样本量虽小，其中的信息量大，要求深度描述，并做深度解释，因此研究报告或研究论文需要深入、细致地描述凝练出的类别和主题。

六、质性研究的信度和效度

研究者选择质性研究方法，时常面对一些问题和疑虑：研究者本身是资料搜集者，同时又是资料的分析者，如何确保研究结果的信度和效度？信度，即可靠性，是测验结果的一致性、稳定性及可靠性，一般多以内部一致性来表示测验信度的高低，是采用同样的方法对同一对象重复测量时所得结果的一致性程度。效度，即有效性，它是指测量工具或手段能够准确测出所需测量的事物的程度。在量性研究中，信度和效度是用来判断研究质量的重要指标。

质性研究中，更多的是主观地参与观察，加上因时间、地点、人物、情境的变动或流失，很难对原先的研究对象，重复再研究或观察，所以容易造成“研究信度不高，也不宜测量”的印象。同时观察者经常主动到参与研究环境中，可能出现角色冲突或情感投入，而降低资料的“效度”。质性研究是否需要进行严格的信度和效度检验，一直以来学者们都有所争论，目前大部分学者达成的一个普遍共识，在质性研究中不讨论信度问题，且传统的效度观念不能运用于质性研究之中。

质性研究中的“效度”更偏向于用来评价研究报告与实际研究的相符程度，包括：① 描述型效度，即对外在可观察到的现象或事物进行描述的准确程度；② 解释型效度，即研究者了解、理解和表达被研究者对事物所赋予的意义的“确切”程度；③ 理论效度，指研究所依据的理论以及从研究结果中建立起来的理论是否真实地反映了所研究的现象；④ 评价型效度，即研究者对研究结果所作的价值判断是否确切。

对质性研究的效度可用三角剖分、情境完整性、研究人员自省、报告文体等标准进行测量，研究者也应根据自己研究的实际情况来运用相应方法提升研究效度。例如，每个研究对象均接受同等

笔记栏

次数访谈，在访谈过程中同时观察记录，每次 30～60 分钟；将资料整理与分析和资料收集过程同步进行；每次访谈结束后，及时将录音及观察资料整理成誊本；资料分析由一个资料分析小组的成员们共同完成，以保证资料分析与解释的准确性，避免个人偏倚；小组成员仔细阅读访谈记录，小组会议上进行深入讨论，确定有意义的内容，并进行编码、分类。根据编码和分类，提炼主题，找出反映主题的相关文字与描述；研究的最终结果是由小组成员多次讨论、分析，最后达成共识而得到的等等措施以提高质性研究的可靠性和有效性。

第四节　综合质性和量性方法的研究

越来越多的护理研究者发现，结合质性和量性方法可增加研究者排除对现象错误解释的能力，推荐在单一研究中同时使用质性和量性研究方法，把“数字和叙述”结合起来。先使用质性方法直到假设出现，然后再用量性方法来验证假设，或者将质性研究和量性研究同步使用。在研究实施过程中，护理研究者可通过在量性调查过程中加入质性方法或在质性研究中加入量性测量等方式，以不同方式和不同程度进行综合。需要注意的是当质性研究结果和量性研究结果不一致时，需要深入分析以便找到进一步研究的切入点。量性和质性方法的综合运用主要体现在以下几个方面。

1. *发展测量工具*　量性研究中，常使用一些量表及结构式问卷进行测量；质性研究中常使用非结构式或半结构式问卷进行资料的收集，称为会谈提纲或观察记录单等。对一些没有现成测量工具的概念进行研究时，通常可以先运用质性研究的方法对特定对象进行会谈或观察，以产生与研究概念有关的条目，逐渐丰富内容，建立架构，然后再通过量性研究的方法对测量工具进行证实和精炼。

2. *阐述和验证理论概念构造*　多方法研究也常用于发展对某一抽象概念构造的全面理解和验证，尤其是对研究较少的某一现象或现有研究结论不一致时。

3. *理论的建立、验证和精练*　综合运用量性和质性方法更多地用于发展理论。任何理论的建立和发展都是首先建立在深入的探索分析的基础上，都必须经过不断地量性研究的检验加以修订。通常对某一较少理解和认识的概念或现象先进行质性研究，深入了解它的本质，从而建立概念间的内在关系，再经过量性统计分析，对假设进行检验，对概念关系进行验证和精练，确定变量之间的相互关系，再对可能的原因做进一步深入的质性研究，更好地解释各类别之间的相互关系。不断重复发现、验证，最终真实正确认识现象，发展出经得起实践检验的理论。

举例分析

综合质性和量性方法的研究*

目的：了解临床护理人员及护生对临床护理专家（CNS）的认知情况，为促进 CNS 的发展提供依据。方法：综合量性及质性研究方法，采用问卷对临床护理人员、护生共 190 名进行 CNS 认知情况调查，并采用立意取样法对 9 名临床护理人员进行质性研究。结果：调查对象均肯定了 CNS 的重要性，希望成为一名 CNS 的占 78.4%；临床组与非临床组受调查者认知程度不同，在能力、工作业绩、地位方面 2 组比较差异有统计学意义。结论：要提高临床护理人员及护生对 CNS 的认知程度，并从 CNS 必备的核心能力方面进行培养，同时要提高 CNS 的地位和明确角色功能，从而促进我国护理事业的发展。

笔记栏

*引自：邓婷，廖海涛，韦义萍. 对临床护理专家认知的量性及质性研究. 中国实用护理杂志，2014，30(5)：12-15.

小　结

1. 质性研究的概念：是定性研究，是对某种现象在特定情形下的特征、方式、含义进行描述、归纳、分析、解释的过程。

2. 质性研究的类型
   - 现象学研究
   - 扎根理论研究
   - 民族志研究
   - 个案研究
   - 历史研究

3. 质性研究的基本步骤
   - 确认研究问题
   - 选择参与者
   - 收集资料
   - 分析资料
   - 撰写研究报告

【思考题】

(1) 简述质性研究的概念。
(2) 护理质性研究的常用方法有哪些?
(3) 护理质性研究的基本步骤有哪些?

(廖月霞)

笔记栏

第九章

护理研究论文的撰写

学习要点

- **掌握**：护理研究论文撰写的基本原则。
- **熟悉**：① 护理科研论文各部分的写作格式及要求；② 护理综述各部分的写作格式及要求；③ 护理案例报告各部分的写作格式及要求。
- **了解**：护理论文的撰写程序。

第一节　概　　述

护理研究论文是护理科学技术信息领域中的载体，它将护理科学中新的理论、技术、成果、经验和心得体会等用恰当的方式，严谨的科学态度，准确的语言进行科学的整理、归纳和分析等一系列思维劳动后形成专业的论述性文章。护理论文也是进行护理成果推广、交流并不断提升护理水平的重要手段。护理研究论文主要分为科研论文、文献综述（综述）和案例报告等类型。

一、护理研究论文撰写的基本原则

1. 科学性　科学性是科学论文的根本立足点，主要体现在如下3个方面。

（1）内容科学：科学研究必须尊重客观事实，立论科学，内容真实，方案可行，结果要忠于原始数据。

（2）表达科学：作者选题要科学，数据准确、论据充足、论证严密。

（3）可重复性：他人采用同样的实验方法和实验材料，也能够重复出论文所报道的研究结果。

2. 创新性　创新性是整篇论文的灵魂，是决定论文质量高低的主要指标之一。论文所报道的主要研究成果应是前人尚未发表过的新理论、新观点、新方法、新技术等。研究过程中可以借鉴但不能剽窃他人已经发表的科研成果。

3. 实践性　护理研究论文最为主要的功能是具有实践操作性，是护理工作者护理经验的总结、护理技术的展示。护理科研的主要目的是解决医学护理问题，指导临床实践，从而相辅相成，促进护理学的发展，因此论文必须具有实践操作性。

4. 可读性　写论文的目的是将研究成果向同行和社会展示，以得到同行和社会的认同，为后人所学习使用，这就要求写出来的护理科研论文必须具有良好的可读性。

5. 规范性　护理科研论文具有固定的格式和统一的规范，论文撰写需紧密结合投稿期刊的具体要求。文章中所涉及的医学名词、计量单位、缩写等应该使用国际通用的规范化用语。

笔记栏

二、有效寻找护理研究论文的切入点

在护理研究论文撰写的基本原则指导下，寻找护理研究中的新领域、新课题，巧妙发现论文的切入点，主要途径有如下几种。

1. 在实际工作中发现科研问题　护理工作者要做个有心人，在自己或本院的护理工作中处处留心观察，善于思考，敢于质疑矛盾之处，并及时概括总结，找出护理领域的空白区，从而寻找课题。

2. 从文献中分析科研问题　从大量的文献阅读中了解别人在做什么，做到什么程度，还有哪些问题是有待解决的，自己可以做些什么，以及可能达到的效果进而分析出恰当可行的科研问题。

3. 从业内同行交流中凝练科研问题　广泛参与业内同行的讨论，比如学术会议、课题总结等，了解同行关心的问题，尤其是目前尚待解决的问题，并结合自己的工作实际，寻找合理的支持系统，有效发现科研问题。

4. 从课题指南中捕获科研问题　认真、仔细研读各级官网公开发布的课题指南，从课题指南中挖掘出目前关注的又亟待解决的科研问题，结合自身实际，合理凝练出科研问题。

第二节　护理研究论文的撰写

护理研究论文在医学论文体裁中属于原始报告，其特点是以事实为依据，以现代科学知识为理论指导，经过细致、严密的科研设计，通过实验研究或临床观察等方法，将获得的原始资料经过科学的统计、分析后所形成的学术论文。医学科研论文撰写格式包括如下几个部分：题目、作者署名与单位、摘要、关键词、正文（包括前言、材料与方法、结果、讨论、结论）、致谢（非必须）以及参考文献。

一、题目

论文的题目，又称文题、标题或题名，是论文内容的窗口，好的题目具有“画龙点睛”之力。题目应当以最恰当、最简明的词语逻辑组合对论文的主要内容进行概括。题目通常为一个完整的陈述句，有时也可用疑问句来呈现；以短标题为主，一般包含：研究对象、处理方法和达到的指标。科研论文在命题时还应该注意以下几点。

1. 新颖　文题应有特色和新意，包含新观点、新认识、新方法，避免简单抄袭已有文献的题目。新颖的题目能够引起编辑和读者的关注。

2. 贴切　题目应准确反映论文的主要内容，与内容贴切。在书写文题时应避免以下问题发生。

（1）题目过大：题目反映的研究范围超出文章中真实的研究领域，抓不住要害。如一篇“子宫肌瘤切除患者术前健康教育要求”写成“术前患者健康教育要求”就超出了文章中真实的研究范围，缺乏针对性。

（2）题目过小：即题目中反映的研究范围小于文章中真实的研究领域。

（3）文不对题：即文章内容和题目不相符合。

3. 醒目　题目应准确反映全文的特定内容，同时要有新鲜感、有特色，能激发读者的研究兴趣。

4. 精练　题目用词应力求简短精炼，一目了然。尽量使用最简短的文字概括全文内容，一般题目不宜超过 20 个字，层次也不宜过多，尽量不使用副标题。

5. 可检索　题目的设定要便于二次文献收录、编制索引，便于读者筛查文献，检索信息，根据题目可大致判断论文的基本内容。题目要尽量使用专业性较强的词汇，尽可能揭示出所写的具体

笔记栏

内容。

二、作者署名与单位

论文题目下面必须署上本论文所有作者的姓名及其工作单位。

1. 署名的目的

(1) 承担责任：署名是一项严肃的问题，论文的署名作者必须承担该论文发表后所带来的影响和责任，包括法律责任、学术责任和道义责任。国际科技期刊实行通讯作者制，通讯作者是论文的主要责任人，对论文的科学性、结果和结论的可信性负主要责任。

(2) 展示成果：论文是作者辛勤劳动的成果，通过在本领域的学术期刊中发表论文使得自己的研究成果得到社会的承认。

(3) 促进交流：论文的刊出目的不仅是展示自己的劳动成果，更重要的是进行学术交流、促进共同进步。

2. 署名作者的条件

(1) 课题的构思、设计、分析以及资料的解释者。《生物医学期刊投稿统一要求》规定，参与以上工作者才有署名资格。

(2) 文稿的撰写者或对文中重大内容作重大修改者。

(3) 同意最后修改稿发表者。

三、摘要

摘要是整篇论文主要内容的摘录，通常用最简明的语言综述文章重要内容，是论文的高度概括。摘要撰写内容如下。

1. 研究目的　指论文研究宗旨及要解决的问题，通常 1～2 句话。

2. 研究方法　指论文的研究对象、研究途径、实验范围及分析方法等。

3. 结果　指论文重要数据及其统计学意义。

4. 结论　指本研究中作者最想阐述的观点以及这些观点的意义和价值，是否还有尚待解决和需要进一步研究的问题。

举例分析

选题：中老年住院患者冠心病健康素养与健康服务利用的关系研究*

该论文的摘要为：目的：探讨中老年住院患者冠心病健康素养与健康服务利用的关系。方法：2014 年 9 月～2015 年 5 月，采用整群抽样法对新疆乌鲁木齐市某三甲医院的冠心病患者进行调查，将其中符合纳入标准的 414 例患者作为研究对象，发放冠心病健康素养量表和一般状况量表。采用单因素分析冠心病健康素养与健康服务利用的关系，采用多重线性回归模型分析冠心病健康素养的影响因素。结果：① 冠心病患者平均年龄为(61.65±10.60)岁，冠心病健康素养平均得分(76.10±30.41)分，处于较低水平。单因素分析显示：不同年龄、性别、族别、教育水平、曾经从事职业、婚姻状况、家庭人口数、子女数、家庭平均月收入的冠心病健康素养评分比较，差异有统计学意义($P<0.05$)；健康教育和距离上次体检时间在冠心病健康素养得分上差异有统计学意义($P<0.01$)。② 多重线性回归分析显示：民族、文化程度、曾经或现在的职业、健康教育、距离上次体检时间是冠心病健康素养的独立影响因素。结论：冠心病健康素养对健康服务利用有一定影响，应通过健康教育提高冠心病患者的健康素养水平。采取相应措施使冠心病患者更易获得和利用健康服务，从而促进健康，改善生活质量。

*引自：刘柳，谢素丽，郭瑞，等.中老年住院患者冠心病健康素养与健康服务利用的关系研究.护士进修杂志，2016，31(2)：116-120.

笔记栏

四、关键词

关键词是指从论文的题目、摘要或正文中摘出的，对解释和描述文献主题内容来说重要的、关键性的词语。关键词的作用在于便于读者了解论文主题，利于计算机收录、检索和储存。每篇论文的关键词不超过 5 个。关键词的选择方法如下。

(1) 细读全文，找准论文的核心内容。

(2) 根据论文主题，将描述主题概念的那些具有关键性的词抽出，但要遵循《医学主题词注释字顺表》等选取合适的词。

(3) 选定上位词和自由词，即在主题词表中找不到相应的词时，可选用与主题词概念关系密切的主题词进行组配标引。例如，“花”是“鲜花”的上位词，“植物”是“花”的上位词，若无合适的，应选用直接上位主题词标引；新理论、新技术、新试剂等尚未收入主题词表的，可直接引用为关键词，称为自由词。

(4) 选定副主关键词，副主关键词的作用是与主题词组配，对主题词进行限制，提高检索的专指性，一般在科技期刊中较少使用。

五、正文

正文为科技论文的主体部分，其内容的写法具有固定的格式，包括前言、材料与方法、结果、讨论等几部分。

1. 前言　　前言是论文的开场白，其作用是让读者了解研究什么、为什么要进行这项研究。对于护理论文，主要包括开展此项临床护理研究的动机、必要性和意义，提出目前尚待解决的问题，点明此项护理研究的特色及类型。前言的写作内容一般包括历史回顾、说明概念、提出问题、概述全文和引出下文五部分。

(1) 历史回顾：指通过对历史（研究现状和背景）的回顾，扼要阐述开展本课题研究的动机、目的和意义。

(2) 说明概念：指对文中将引出的新的概念或术语加以定义或阐明，以使读者更好地理解下文。

(3) 提出问题：前言的核心部分，在历史回顾的基础上分析并提出在研究领域中有待解决的问题。

(4) 概述全文：指概括地介绍全文资料、方法和结果，使读者对全文有一个概括的了解，但不涉及具体内容。

(5) 引出下文：使用 1～2 个过渡性语句点出下文的主要内容，同时点明本研究是经验总结还是实验创新或是对旧方法的改进。

2. 材料与方法　　材料与方法是科技论文的基础部分，是判断论文严谨性、科学性、先进性的主要依据，是为他人重复或借鉴该研究提供的基础资料。其核心是回答“如何开展研究”的问题。撰写内容主要分为如下几部分。

(1) 材料：主要包括研究对象的来源、性质、数量、选取和处理等。

1) 来源：指选取研究对象的时间、地点。如住院、门诊还是社区等，是否为随机抽样的样本，如果是随机抽样，则要详细交代随机抽样的具体方法。

2) 性质：指研究对象的性别、年龄、诊断、性格、文化程度、家庭背景、经济状况、既往史、现病史等。

3) 数量：指选取研究对象的数量。

4) 选取：指抽样方法、诊断标准、纳入标准和排除标准等。纳入研究的临床病例一定要有明确的诊断标准和确诊方法，应当是该病诊断的金标准或当前学术界比较公认的标准。

5) 处理：指对研究对象的安排，如分组以及分组的具体要求，通常研究要设立对照组。如果是

笔记栏

随机分组,则要介绍实施随机分组的方法,如果采用分配隐藏或盲法分组,则也需做出相应的介绍。在研究前应列出表格,比较各组之间的基线水平,通常包括人口学资料和主要的临床特点,并进行统计学分析,以检验所纳入研究的各组之间是否有可比性。

6)研究时间:应交代清楚研究的起止时间。

(2)研究方法:研究方法是指对研究对象进行研究(调查、护理)的过程,不同论文类型对材料方法的撰写要求有所不同。临床护理实验研究论文一般包含以下几点:实验对象分组方法,实验仪器和试剂,实验环境和条件的控制,样品的制备方法,涉及动物实验要说明饲养条件,实验药品的配制方法,实验的具体步骤、操作要点、观察方法和指标,记录方法以及资料的收集处理方法。

3. 结果　结果是论文的核心部分,主要阐述论文经过严谨、细致的研究方法执行后得到的数据、观察到的现象,经过科学的统计处理及整理后,用文字叙述的形式报告出来。结果的记录和表达要绝对忠实于原稿记录,维护其真实性,不能添加撰写者的任何主观评价,很多时候,无论结果是阳性还是阴性的,都具有其价值性。结果的呈现有如下几种方式。

(1)文字:文字记录是呈现结果的主要方法。文字表达应该围绕主题,重点突出,为结论和讨论留下空间,埋下伏笔。一项研究,拓展开来,可以从不同角度得出多个方面的结果,可以从不同角度写出几篇论文,但就某一篇论文而言,要紧扣主题,切忌面面俱到。一般应对所得数据进行统计学处理,并给出具体的统计值,比如百分比、均数、标准值、t 值、卡方值、P 值等。文字的运用需严谨,逻辑应合理。

(2)表格:表格有助于将多组数字分类分层表达,使研究结果条理清楚、一目了然。通常多采用三线格的方式呈现。

(3)图:用图像、图形等来展示结果,会使结果的呈现更为形象、直观,更为吸引人。图表应采用计算机软件来分析、制作,并按杂志要求添加标题。常用的图表通常分为线形图和柱形图,线形图常用于表达通过治疗处理后结果随时间推移所出现的动态变化。柱形图常用来表达各独立时间发生频率的比较。需要注意的是,原始图片或照片一定要清晰,图片的拍摄倍数要齐全,必要时可通过计算机软件进行处理。

4. 讨论　讨论主要是对研究结果进行关键性、凝练性阐述,用已有的理论对自己的研究结果进行讨论,并对实验结果的各种资料、数据、现象等进行综合分析,指出结果的理论与实践意义。讨论内容可包括该领域的研究动态,论文科研设计的评价,已获得的结果基础上展望,对实践的指导作用与应用价值等。

讨论部分是论文的精华部分,在撰写时应注意讨论部分必须与本文结果紧密联系,同时分析过程要多结合理论和以往的研究,并准确标注引用的参考文献。

六、致谢

在课题研究和科研论文写作过程中会有一些单位或个人提供帮助和支持,而这些人又不符合作者署名的条件,致谢部分是对这些单位或个人的感谢。致谢原则上要征得被致谢者本人的同意。致谢一般单独成段,放在正文之末和参考文献之前,但致谢并非每篇文章都必须有。

七、参考文献

参考文献是科技论文中不可或缺的一部分,它反映论文广泛的科学依据、起点、深度及论文作者科学严谨的态度,表明作者对他人劳动的尊重,免除抄袭、剽窃他人成果的嫌疑。

原则:只录注与论文具有指导性意义的、最主要的文献,通常采用本研究领域近 3～5 年的文献为宜;文献引用一定要准确,作者要通读自己文中所列出的文献,并加以综合,万万不可从其他文献中照抄其引用的文献而不去阅读全文,这样可能会导致完全歪曲原文的主旨,导致以讹传讹;参考文献录注时的标号必须与文中的角标严格一致;参考文献的编辑格式,要严格按照投稿期刊的要求。对于众多文献的编辑是一件烦琐的工作,建议在写作时使用 Endnote 等参考文献管理系统进

笔记栏

行，可有效进行正确的文献组织和标引，节省工作量。

论文初稿完成后，作者要反复修改和补充，或请同行予以审定，避免错误或不妥之处。审定文稿时应着重注意下列问题：资料来源是否翔实，引用文献是否正确，文稿的节段划分是否合理，符号、计量单位、数值是否正确一致，名词、术语等用语是否规范，文稿中是否有产生歧义或可能引起误解的文字。

第三节 护理文献综述的撰写

文献综述简称综述，是就某一研究专题搜集、查阅某一时期内大量相关文献资料，通过阅读、分析、整理、提炼而做出的综合性介绍和阐述的一种学术论文。它要求作者既要对所查阅资料的主要观点进行综合整理、陈述，还要根据自己的理解和认识，对综合整理后的文献做出专门的、全面的、深入的、系统的论述和评价，而不仅仅是相关领域学术研究的“堆砌”。

一、综述的撰写步骤和要求

1. 选题　综述的内容应该是作者所从事或熟悉的专业领域，作者对此有比较全面深入的认识，这样才能在掌握动态、理解文献内容的基础上全面、客观地进行谋篇布局。综述的选题原则以及注意事项同护理科研论文命题的要求。

2. 收集和分析资料　确定好基本选题后，就要围绕题目搜集相关文献。文献的搜集越全越好，尤其是涉及新发展的领域，文献数量可能较少，因此更要搜集全面。从某种意义上讲，所阅读和选择的文献的质量高低，直接影响文献综述的水平。文献收集的具体注意事项如下：

(1) 文献要新：收集文献以近期期刊为主，精读1～2篇现刊文献，明确主题后利用关键词，通过追溯法，利用手工检索、计算机检索等方法搜集所需文献。

(2) 精选文献：文献要精选，选用具有权威性、新颖性的文献，多查阅国外权威期刊和具有影响的护理学期刊上的文献。

(3) 阅读、综合和整理资料：作者对收集到的文献资料按年代先后进行编号，先阅读近期文献，采用先综述后单篇，先文摘后全文，先泛读后精读等方法阅读分析文献，同时可将重要论点和数据，用卡片摘出，便于分类、比较、归纳。阅读时，还要结合自己的工作经验，善于判断其实验设计是否科学、统计是否正确、分析推理及结论是否合理、结果和观点是否有新意。

3. 写作

(1) 拟定提纲：在正式写作之前，列出一个较详细的写作提纲，写出各级的大小标题，然后将收集的资料分别归入相关部分，并排好使用顺序。提纲应明确、细致，以免撰写时重复和遗漏。

(2) 写作：根据写作提纲，将各项内容展开。文献综述初稿完成后要反复修改和补充，力求完善。

二、综述的撰写格式和内容

综述与一般研究性论文的格式有所不同，研究性论文注重研究的方法和结果，而综述主要是介绍与主题有关的详细资料、动态、进展、展望以及对以上方面的评述。一般来说，综述的写作由题目、摘要和关键词、前言、正文、小结和参考文献组成。

1. 题目　综述的题目具有相对固定的格式。一般由两部分组成，即综述涉及的对象和说明语，如“糖尿病足的护理新进展”中“糖尿病足”为综述涉及的对象，“护理进展”为说明语，但也可以不用说明语。

笔记栏

2. 摘要与关键词　综述的摘要属于指示性摘要，需要反映出论文的主题思想，不能过于简单,否则读者难以获得全文纲要性信息。摘要一般仅概括论文报道的主题,而不涉及具体的数据和结论,应控制在200字以内。关键词的要求同科研论文。

3. 前言　前言是作者对本篇文章基本特征的介绍,简明扼要。前言的目的主要介绍文章叙述内容的历史背景、相关护理问题的现状、存在问题、发展趋势等,指出综述的目的及意义,以引出正文。综述文章往往不单独列出"前言"小标题。

4. 正文　正文是综述的主要部分,以论据和论证的形式提出问题、分析问题和解决问题。写作中要突出"新""全""综""顺"的特点,即内容新颖,全面概括相关领域的资料并进行客观如实反映,对搜集到的资料进行综合加工、整合,并且要行文流畅、条理清晰、详略得当。正文的写作一般包含三种方法:纵式写法、横式写法和纵横式写法。

(1) 纵式写法:"纵"的意思是围绕某一确定的主题,要纵观其历史发展,按时间上的先后顺序或专题本身的发展层次,对其发展的历史沿革、目前现状进行整合、描述,并在此基础上对其未来的走向进行分析、展望。纵式写法要脉络分明,即对某一专题在各个阶段的发展动态做扼要的描述,如已经解决了什么问题,取得了什么成果,还存在什么问题,今后发展的趋向如何等。对这些内容要把握层次,清晰描述,同时要注意详略得当。

(2) 横式写法:"横"是指要横向把握某一研究专题的国际、国内动态,综合各家之言,进行描述和比较。通过横向比较,既可以分辨出各种观点、方法、成果的利弊,又可以把握国内外的研究水平、研究动态以及对该领域的关注程度,可及时把握一些热点问题,找出其中的"兴奋点",结合自己的工作实际,构筑、凝练自己的研究方向。

(3) 纵横式写法:是指在同一篇综述中,同时采用纵式和横式的写法。也是目前撰写综述常用的写作方法。如,在描述某一专题的历史发展时采用纵式写法,而在写作其目前现状时多采用横式方法。

5. 小结　小结部分应与前言部分相呼应,即小结对前言部分提出的问题应给予一个较明确的答案。可概括性地总结综述主体部分提出的各种观点、研究结果、最终结论,并指出未来的发展趋势。小结的写作内容包括:

(1) 对主体部分叙述的内容进行归纳、总结,得出最终的结论或提示,应与前言内容相呼应。

(2) 对主体部分各问题提出评论性的意见,明确赞成什么、提倡什么或不同意什么。

(3) 对今后的研究方向提出建议或展望。

(4) 对有争议的学术观点,小结时用词要恰当并留有余地。

6. 参考文献　参考文献的写作要求同科研论文写作要求。

第四节　案例报告的撰写

一、案例报告的概念及特点

案例报告是针对在临床上特殊的、具有典型性的病例,将其护理过程中对科研或临床护理实践有指导意义的部分进行总结,并进行详细报告、分析的一种论文写作体裁。其目的是促进护理经验的交流、有效护理措施的普及,以及对护理工作中个性特征及共性规律进行探讨。这有利于对特定病例的规范化护理,有利于促进有效、高质护理理念及措施的形成。案例报告通常具有如下的特点。

笔记栏

(1) 案例报告的实例数量不受限制,可以选取一例特殊患者进行研究,也可以是具有共同特征的几例患者,或者是能够反映案例核心理念的某几个人或集体的综合。

(2) 案例应具有特别的意义,能给读者、同行带来新的启发和认识,报告中的案例应该存在一定的特殊性。

1）新发现或极少见的疾病：即选择那些国内外很少见或从未遇到过的病种加以介绍。如“国内首例非典患者的救治与护理”一文，着重介绍了国内首例非典患者的综合护理过程，达到帮助护理人员认识这一国内新出现的疾病的临床症状、体征、实验室检查及相关护理措施等目的。

2）吸取经验的个案：即通过对临床护理极有价值的成功护理措施的总结，使得其他护理人员获得相应案例的护理经验。

二、案例报告的写作

案例报告作为论文的一种，要求具备一定的科学性与严谨性。个案报告的写作一般包括文题、摘要和关键词、前言、病例介绍、护理措施、讨论、小结和参考文献。

1. *文题*　文题的写作要求与其他体裁医学论文有相通。

2. *摘要和关键词*　摘要用简明扼要的语言介绍病例的特点、护理内容的概要及护理效果，一般100～150字。关键词的要求同护理科研论文。

3. *前言*　前言是个案报告的开篇语，主要写作内容包括提出研究的护理问题、个案报告的目的及意义，主要包括疾病的概念、选题的历史背景、该疾病的治疗护理现状和特点，引出个案，并概述全文，引出下文。前言通常以150～250字为宜。

4. *病例介绍/临床资料*　个案报告中病例介绍的重点及内容取决于文章的内容和写作目的，其中内容的侧重应与文章的题目及护理措施相一致。根据案例的多少，该部分称为案例介绍或临床资料。

病例介绍时应多介绍与护理有关的资料，而不是机械地抄写医生的病历和医嘱。案例介绍一般包括患者的一般情况，如性别、年龄、疾病诊断、疾病的发生、发展和结局，以及与护理措施相关的内容。

5. *护理*　护理部分是案例报告的重要内容，这部分的写作顺序比较自由，可以按照护理的程序，分为护理评估、护理诊断、护理计划、护理实施、护理效果和护理评价六个部分。也可以按照时间顺序（如术前、术中、术后）来书写，还可以分为护理问题、护理措施来论述。

护理措施是案例报告的核心内容，其撰写主要分为如下部分。

（1）突出护理措施的特殊性、独特性和针对性。特殊性包括病例本身的特殊性，患者本身或所处环境的特殊性，由此导致的护理问题、护理措施、甚至护理效果评价方法上的特殊性。其次要体现护理措施的独特性和针对性，即作者运用掌握的知识和技能针对患者存在的护理问题采取的个性化、有针对性的护理措施。

（2）护理措施的介绍应详细、具体、详略得当。对于特殊案例或某案例采用了个性化的护理措施，必须介绍采取的特殊护理措施。

（3）案例报告属于经验型论文，目的是介绍作者的具体做法，供同行借鉴。因此，在书写时应该按照“做了什么”“怎么做”的方式进行介绍，使读者阅读后能够参照实践，体现出论文的实用性和推广价值。

（4）每项护理措施实施后应有效果评价。效果评价应是患者接受护理措施后的反映，如患者对健康状况的接受程度是否有改变、对护理是否满意等。避免使用一些医疗和护理的综合结果来评价患者的护理效果。

（5）对所采用的措施如果综合了以往报道的方法，或对措施机制的阐述，均应标注文献出处，尊重他人劳动成果。

6. *讨论*　讨论部分无固定格式，也无严格的内容要求。一般应以文章报告的个案为基础依据，以文献资料为辅助论据，围绕该案例护理的难点、重点、优点，突出所采取的护理措施的创新点，分析所采取措施的原因，阐述为何采用这种措施的理论依据等。讨论是案例报告的重要组成部分，有些论文将讨论的内容合并在相应的护理措施中介绍。

笔记栏

7. 小结　小结与前言相呼应，简明扼要地概括本案例的护理特点、总结所采用的护理经验和体会。

8. 参考文献　案例报告的参考文献相对其他类型的论文数量较少，具体写作要求同科研论文撰写要求。

总之，个案报告的写作与其他医学论文有许多相通之处，但其三大重点不能忽视，即完整的、重点突出的病例，详尽的护理措施，以及精辟的讨论。

小　结

1. 护理研究论文概述
   - 护理研究的概念
   - 论文撰写的基本原则
   - 有效寻找课题的方法

2. 护理科研论文的撰写
   - 护理科研论文的概念
   - 护理科研论文撰写步骤及注意事项(题目、作者署名与单位、摘要、关键词、正文、致谢)

3. 护理文献综述的撰写
   - 文献综述概念
   - 综述的选题与资料收集
   - 综述撰写步骤

4. 案例报告的撰写
   - 案例报告的概念、特点
   - 案例报告的撰写

【思考题】

(1) 护理研究论文撰写的基本原则?
(2) 如何有效把握护理研究的选题?
(3) 护理研究论文的三种形式在结构与格式上有哪些异同?
(4) 运用所学知识，尝试写一篇护理论文。

(戴　华)

笔记栏

第十章

护理科研的管理

学习要点

- **掌握**：① 护理科研课题的分类；② 护理科研项目的来源和管理程序。
- **熟悉**：① 科研经费使用范围和使用原则；② 科技成果推广转化的途径。
- **了解**：科研档案的管理内容。

第一节 概 述

科研活动最基本的单元是科研项目或课题。从事科研活动的基本组织形式是项目组或课题组，科研活动是通过一个个科研项目或课题的具体目标的完成来体现的。因此，项目或课题管理可以说是科研管理的核心。

一、基本概念

1. 科研课题　科研课题是为了解决一个相对单一并且独立的科学技术问题而确定的科研题目。其特点是目标比较明确，研究规模较小，研究周期较短。

2. 科研项目　科研项目是为了解决一个由若干科研课题组成的、彼此之间有内在联系的、比较复杂而且综合性较强的科学技术问题而确立的科研题目。其特点是有比较明确集中的由若干科研课题目标所组成的综合性目标，研究规模大，通常需要多学科的密切配合进行综合性的研究，研究周期较长。

科研项目与科研课题之间的主要区别在于目标的范围（综合性目标与单一性目标）、研究规模（较大与较小）和研究周期（较长与较短）等方面。

3. 科研课题（项目）管理　指课题从项目申请、立项论证、组织实施、检查评估、验收鉴定、成果申报、科技推广、档案入卷的全程管理。

二、课题的分类与管理

对课题进行分类，是为了针对不同类型的课题实行不同的管理方法。按照中国科学院的分类方法可将课题分为基础研究、应用研究和发展研究三类。

1. 基础研究

（1）定义：基础研究是以认识自然现象、探索自然规律为目的，旨在增加技术知识、发现新的探索领域的创造性活动。基础研究不涉及具体的实际社会或生产应用目的，或只有远景的应用设想。基础研究常说明一般的、普遍的真理，能对较广泛的科学技术领域产生影响。

笔记栏

(2) 基础研究课题的管理：基础研究是一项探索性很强的科研活动，具有难度大、课题目标不可能很明确、不定因素多、成功概率较小、研究周期较长等特点，在制定课题的研究计划时，对研究内容不能要求太具体，对进度的安排也不能要求太细，在计划的实施过程中，应允许变更内容，并有转向和重新确定目标的自由，检查计划的执行情况时应重点检查实际的效果，而非能否按照计划准确实施。

2. 应用研究

(1) 定义：应用研究是指为满足社会和生产技术发展的实际需要，利用各有关的科学技术知识来达到特定的应用目的的创造性活动。应用研究运用并扩展已有的科学技术知识，以确定某些基础研究成果可能的应用途径。

(2)应用研究课题的管理：应用研究课题有明确的最终研究目标和阶段性研究目标、内容具体、有原理和基本规律可以遵循、未知因素相对较少。在课题管理中应注意课题的选择是否具有创新性，是否与当前科技发展趋势相符合，对社会需求是否了解，预期成果将带来何种经济效益或社会效益，课题的研究方案和技术路线是否先进、合理、可行以及研究人员的技术能力是否达标等。

3. 发展研究

(1) 定义：发展研究是指将基础研究与应用研究的成果转化为新产品、新材料、新装置、新方法，建立新的工艺、系统和服务，或者对现有的材料、设备、方法等进行本质上的改善而进行的系统创造性活动。

(2) 发展研究的管理：发展研究的主要研究目标是将基础研究和应用研究得出的新方法、新理论推广到临床实践中去。其特点是生产或试验的不定因素较少，灵活性和自由度较小，在管理上也与基础研究和应用研究有较大的不同。在计划管理方面，强调每一个研究目标要明确，不允许随意改变目标；组织管理方面，要求严格执行自上而下的指令；在控制方面，强调程序目标的实现。

第二节 护理科研项目的管理程序

科研活动一般依托科研项目的实施来开展，所谓科研项目是指为实现明确的特定科学技术研究目标而规定的一系列独特、复杂并相互关联的研究任务，这些任务必须在特定的时间、预算和资源限定内依据规范来完成。

护理科研项目的管理应遵循科学研究的基本过程，项目管理由立项管理、研究实施管理、结题验收管理三部分组成。

立项管理

1. 科研基金的申请　国内现有多种基金可供护理研究者申请，一般可划分为国家设立的基金，如国家自然科学基金、973 项目基金；各部委、省市设立的基金，如教育部博士点基金、卫生和计划生育委员会科研基金等；社会团体设立的基金，如 CMB 基金等。本教材重点介绍国家自然科学基金。

国家自然科学基金主要资助基础研究和部分应用研究，由国家自然科学基金委员会负责实施和管理。目前国家自然基金资助的格局可分为“项目”和“人才”两大体系(图 15－1)，现重点介绍面上项目、重点项目、重大项目和国家杰出青年科学基金。

(1) 面上项目：面上项目是国家自然科学基金的最主要的资助类型之一，每年的资助金额约占项目资助总额的 60%左右；包括自由申请基金、青年科学基金和地区基金项目三个亚类。

笔记栏

1) 自由申请项目：是面上项目中最主要的组成部分，要求资助项目具备下列条件：具有重要的科学意义，特别是属于学科发展前沿，或有重要应用前景的研究，能结合我国社会主义现代化建设需要，针对我国自然资源和自然条件特点，以及开拓新兴科学技术领域的研究；学术思想新颖，立题

- 国家自然科学基金资助体系
  - 项目体系
    - 面上项目
    - 重点项目
    - 重大项目
    - 专项类项目
    - 联合基金项目
    - 国际(地区)合作与交流项目
  - 人才体系
    - 青年科学基金
    - 国家杰出青年科学基金
    - 海外青年学者合作研究基金
    - 创新研究群体科学基金
    - 国家基础科学人才培养基金
    - 香港澳门青年学者合作研究基金

图 15-1　国家自然科学基金资助结构示意图

根据充分，研究内容具体，研究方法和技术路线合理、可行、可获得新的科学发现或近期可取得重要进展的研究；申请者与项目组的成员应具备实施该项目的研究能力和可靠的时间保证，并具有基本的研究条件；经费预算应实事求是。

2) 青年科学基金项目：国家自然科学基金委员会于 1987 年开始设立青年科学基金，支持 35 岁以下(女性 40 岁以下)、具有博士学位或相当水平的青年科技工作者，目的是为他们的成长和脱颖而出创造条件和机会。

3) 地区科学基金：是从 1989 年开始设立，以加强对边远地区、少数民族地区和科学发展薄弱地区科学研究工作的支持，资助重点是能结合本地区自然资源和自然条件特点的基础性研究。

(2) 重点项目：重点项目是国家自然科学基金研究项目系列中的一个重要类型，支持从事基础研究的科学技术人员，主要针对已有较好基础的研究方向或学科生长点开展深入、系统的创新性的研究。重点项目一般体现有限目标、有限规模、重点突出的原则，重视学科交叉与渗透，注重利用国家和部门现有的重要科学研究基地的条件，积极开展实质性的国际合作与交流。

(3) 重大项目：科学基金重大项目面向科学前沿和国家经济、社会、科技发展及国家安全的重大需求中的重大科学问题，超前部署，开展多学科交叉研究和综合性研究，充分发挥支撑与引领作用，提升我国基础研究源头创新能力。重大项目采取统一规划、分批立项的方式，根据国家基础研究发展战略和自然科学基金委优先资助领域，在深入研讨和广泛征求科学家意见的基础上，征询科学部专家咨询委员会的意见，提出重大项目立项领域建议。

(4) 国家杰出青年科学基金：国家杰出青年科学基金项目支持在基础研究方面已取得突出成绩的青年学者，可自主选择方向开展创新研究，目的在于促进全面科学技术人才的成长，吸引海外人才，培养和造就一批进入世界科技前沿的优秀学术带头人。

2. 科研项目的申报

(1) 调研、选题、预试验：科技管理部门应组织和引导科研人员努力调研和发现护理工作实践中亟须解决的实际问题，寻找未来一定时期内护理科研工作的开展方向，结合国家和地方政府当年科技项目申报指南中关于护理科研的指导方向，或者结合企事业单位生产实践工作的实际需要，选定计划申报的科研课题。选题应遵循需求性、创新性、科学性、可行性、效能性等原则。有些申请者调研不够充分，在选题环节就出现偏差，课题缺乏新意，提出的问题是国内外学者已经做过的工作。课题是否切实可行，除了必须有充分的科学理论分析和完备的技术方法作支撑外，还必须开展一定的预试验。当预试验的结果初步证明申请人提出的科学假说时，申报项目就具有了获得立项的工作基础。

(2) 撰写标书，组织申报：项目申报书(标书)撰写中经常出现的问题有：立项论证不充分，科技文献资料阅读量不足，国内外研究现状论述不够深入；提出的科学问题太宽泛，不准确；研究目标的描述不够清晰；研究内容不够完整；研究方案可行性不强；研究团队结构不合理；工作基础不强等。

选题完成后，申报者按照要求撰写标书。标书质量的高低对于项目能否获得立项资助至关重要。科研人员自身必须高度重视标书的写作，掌握相应的标书撰写技能。科研管理部门在项目申

笔记栏

报过程中也发挥着举足轻重的作用,可采取适当的策略引导科研人员发现问题,激发申报热情,提高项目申报效率。同时尽力给予申请者以必要的关心和帮助,组织邀请相关领域专家学者对申请人进行各种形式的指导,如讲座报告、专场辅导,甚至一对一的标书修改润色等。必要的时候,还需加强信息交流,组织与其他单位联合申报,做到取长补短,避免单打独斗,确保课题获准立项。

另外,科技管理部门或承担单位的学术委员会需就该课题的立题意义、社会推广价值、技术路线的可行性等给予实事求是的具体评价、形式审查并签署意见。

(3) 课题立项、签订合同:课题获得批准立项后,承担单位应组织负责人签订项目任务书或项目合同,规定课题的研究内容或任务、研究进度安排、具体考核指标等。项目合同签订后应严格执行。

(4) 项目实施管理:科研项目一旦获得批准立项,即进入实施阶段。保证科研项目的顺利开展是项目管理的第二个重要环节。项目负责人需全面落实课题研究任务,定期做好课题进展的汇总工作,按进度计划完成相应考核指标,中期检查是对科研课题或项目立项实施以来的进展情况进行的综合评价,具体内容包括:① 项目研究的进展情况;② 项目内容完成的深度情况;③ 课题支撑条件落实情况;④ 项目组织管理、运行机制评述;⑤ 中期检查中特殊问题及处理。

(5) 课题验收管理:项目研究到期后应及时组织结题验收,安排项目负责人按规定撰写验收申报书,审查经费使用情况,总结整理和提交课题实施过程中产生的论文、专利、著作等研究成果。结题验收形式一般为会议评审或通讯评审。会议评审由科研管理部门邀请专家召开评审会议,听取项目负责人的验收报告,并审议提交的项目验收材料,形成是否通过验收的意见。通讯评审时专家只审议邮寄的纸质验收材料,或网络提交的电子验收材料,形成审阅意见。科技管理部门按要求对验收材料归档。

知识拓展

国家自然科学基金背景介绍

20 世纪 80 年代初,为推动中国科技体制改革,变革科研经费拨款方式,中国科学院 89 位院士致函党中央、国务院,建议设立面向全国的自然科学基金,得到党中央、国务院的首肯。随后,在邓小平同志的亲切关怀下,国务院于 1986 年 2 月 14 日批准成立国家自然科学基金委员会。

第三节　科研经费管理

科研经费是科学研究的物质基础,科研项目得以开展和完成的必要保障。多方筹措经费,有效管理经费,保证合理使用经费,是科研管理的重要职责和主要内容之一。

一、基本概念

1. 科研经费　是指在科研课题组织实施过程中与研究开发活动直接相关的、由专项经费支付的各项费用。

2. 科研经费管理　指根据各级科研主管部门的管理政策,制订项目经费预算、监督项目执行中的科研经费支出、结题时科研经费决算以及处理结余经费的过程。科研经费管理的目的是实现项目资助方、项目承担人以及项目承担人所在单位三方利益的最大化。

二、科研经费使用的管理

笔记栏

1. 使用原则

(1) 政策性原则:科研经费是用于科学研究活动实施过程中产生成本的补偿性费用,必须切实做到单独建账、单独核算、专款专用。经费使用必须严格执行国家和单位的相关财政法规和财会政策，防止任何不符合财务政策的行为，保证科研活动正常进行。

（2）计划性原则：项目经费必须做好收入预算和支出预算，任何资金活动必须按课题核算计划开支，保证合理使用经费。项目资助预算经批准后一般不做调整。由于研究目标、重大技术路线或主要研究内容调整，以及不可抗力造成意外损失等原因对资助经费预算造成较大影响而作相应调整时，必须按程序报请项目主管部门批准。

（3）节约原则：经费使用应本着实事求是、精打细算的原则，最大限度地节省人力、物力和财力。

（4）监督原则：科技管理部门和财务部门应制定必要的检查、监督制度，并指导科研人员正确合理使用经费，防止违反财务法规的经费报销行为发生。

2. 使用范围　各类科技项目的经费使用范围大致相同，一般包括直接经费和间接经费。直接费用是指在项目实施过程中产生的直接相关的费用，主要包括测试化验加工费、材料费、出版/文献/信息传播/知识产权事务费、燃料动力费、会议费、差旅费、设备费、国际合作与交流费、劳务费和其他支出等。

间接费用是指承担项目任务的单位在课题组织实施过程中产生的无法在直接费用中列支的相关费用。主要包括为课题研究提供的现有仪器设备及房屋、水、电、气、暖消耗，相关管理费用的补助支出，以及人员绩效支出等，其中绩效支出是指承担项目任务的单位为提高科研工作绩效而产生的相关支出。

近几年来，科研经费配置和管理中存在一些不符合科研规律的规定，如没有人头费，只有设备费；年初申请，年底给钱；要求基础研究领域的科研工作者在项目开始之初，就像工程预算那样精确列出科研经费预算等。2014 年，国家科技体制改革对科研经费的使用进行了重要调整，如经费分直接费用和间接费用两部分；通过提高执行度、加强灵活性、保证公正性来解决科研资源配置中不合理的部分；逐步增强基础研究的投入等。

第四节　科研成果管理

一、基本概念

1. 科研成果　科研成果是指人们在科研活动中通过复杂的智力劳动所获得的，并经过同行专家评审或鉴定的，具有某种学术或经济价值的知识产品，科研成果应具有新颖性、实用性、具体性和权威性。

2. 科研成果管理　科研成果管理是指对科研工作者在科研实践过程中经创造性劳动所获得的各种科研论文、专著、专利或新技术等智力成果进行统计、分析、归档、报奖、成果推广等活动。

二、科研成果的管理内容

1. 科研成果鉴定　正确评价科研成果水平，做好护理科研成果鉴定，是加强科研成果管理，促进护理学成果推广应用的首要环节。科研成果鉴定是指有关科技行政管理部门聘请同行专家，按照规定形式和程序，对科研成果进行审查和评价，并作出相应结论。科研成果鉴定是主管科技工作的政府机关的行政工作之一，必须坚持实事求是、科学民主、客观公正、注重质量、讲求实效的原则，确保科研成果鉴定工作的科学性和严肃性。护理科研成果的鉴定程序请参见本书第十一章护理科研成果鉴定相关内容。

2. 科研成果奖励　科研成果奖励分为政府奖励和非政府奖励两大类。政府奖励一般分为国家级、省部级和地市厅局三个行政级别，非政府奖励的设置如诺贝尔奖、霍英东奖、各种企事业单位奖等。具体请参见本书第十一章护理科研成果奖项设置的相关内容。

3. 科研成果推广转化　　科研成果的推广转化是指为提高生产力水平而对科学研究与技术开发活动中产生的具有实用价值的科技成果进行后续试验、开发、应用、推广直至形成新产品、新工艺、新材料，发展新产业等活动。通过护理科研成果的推广转化，把高新技术成果引入护理工作和护理科研，尽快转化为现实生产力，推动我国护理理论和技术水平的整体进步，提高医疗护理服务质量、保障人民健康。

(1) 转化途径：科研成果的转化主要有直接和间接两种方式，这两种方式并非泾渭分明，而是经常相互包含。直接方式主要有：科研人员自己创办企业；高校、科研机构与企业开展合作或共同开发；高校、研究机构与企业开展人才交流。间接转化主要是通过各类中介机构来开展，机构类型和活动方式多种多样。在体制上，有官办、民办或官民合办；在功能上，有大型多功能机构(既充当科技中介，又从事具体项目开发)，也有小型单一功能组织。

(2) 科研成果形式与推广途径

1) 科学理论成果：如专著、论文、调查报告等，主要采用学术报告，学术期刊发表，出版科学专著等方法进行成果的推广与交流。

2) 新技术、新工艺、新方法类的成果：可举办相关的研讨班促进成果的推广和应用。

3) 实物性成果：这类成果有具有特殊用途的试剂、材料、元件、仪器、工具等，可通过一些具有一定研制能力的科研单位将其进行小批量试制，使科研成果尽快推广应用。

知识拓展

科研成果转化的法律保障

我国对科研成果的转化非常重视，相关的法律法规保障有：《中华人民共和国促进科技成果转化法》《关于以高新技术成果出资入股若干问题的规定》《关于促进科技成果转化的若干规定》《国家科学技术奖励条例》等。

第四节　科研档案的管理

一、基本概念

1. 科研档案　　指在科学研究和实践活动中直接形成的具有保存价值的图纸、图表、文字材料、计算材料、照片、影片、录像、录音带等科研材料。它包括任务书、开题报告、课题研究计划及实施执行情况、实验中形成的原始数据、记录、总结报告、研究报告、论文、专著、成果鉴定评议材料、成果推广应用、申请专利、获奖等文件材料等。

2. 科研档案管理　　指对科研档案实体进行管理和信息开发利用的一项专门工作，包括收集、整理、鉴定、保管、统计和提供利用等内容。科研档案管理是科研管理工作的组成部分，是科研活动的一个环节。

二、科研档案的管理内容

笔记栏

1. 科技档案的收集　　科技档案的收集工作，是科技档案部门按照一定的归档制度和手续，对本单位在科研当中形成的具有保存价值的科研文件进行有计划的收集，收集的内容包括科研准备阶段、研究试验阶段、总结鉴定验收阶段、成果和奖励申报阶段、推广应用阶段形成的各类材料。

2. 科研档案的整理和归档　科研档案的整理和归档指把收集起来的科技档案加以分门别类、系统排列和科学编目后，交与档案室或档案馆使之便于保管和利用的过程。

（1）科研档案分类：科研档案适合按课题法进行分类，即在全部科研档案范围内，以各个独立的研究课题为分类单元划分档案。其特点是实现一个研究课题档案材料的成套集中管理。

（2）科研档案组卷：组卷就是把一组有联系的文件，以卷、册、袋、盒等形式组合在一起，使它能够表达一个相对独立的概念，以便于保管、保密和利用。

（3）科研档案的归档：科研课题结束并完成成果鉴定后，科研课题开始整理归档。交给档案管理部门保管。归档的科研文字材料必须反应科研项目活动的全过程、保证其完整、准确和系统。科研档案移交给档案管时，应填写"案卷移交目录"，档案馆审查、清点无误后，交接双方签字确认。

3. 科研档案的管理和利用　科研档案的保管密级和保管期限依案卷内容而定，档案涉及密级的应按照有关保密规定进行标注和保管，保管期限一般分为短期、长期和永久。课题组如需查阅课题科研成果档案，需出示本人身份证明，非课题组成员查阅相关课题资料档案，需出具相应科研管理部门或相关院系的证明，并出示相关人员的身份证明。

小　结

1. 科研课题（项目）管理：课题（项目）从项目申请、立项论证、组织实施、检查评估、验收鉴定、成果申报、科技推广、档案入卷的全程管理。护理科研课题的管理由立项管理、研究实施管理、结题验收管理三部分组成。
2. 科研经费管理：根据各级科研主管部门的管理政策，制定项目经费预算、监督项目执行中的科研经费支出、结题时科研经费决算以及处理结余经费的过程。科研经费的使用应遵循政策性原则、计划性原则、节约原则和监督原则。
3. 科研成果管理：对科研工作者在科研实践过程中经创造性劳动所获得的各种科研论文、专著、专利或新技术等智力成果进行统计、分析、归档、报奖、成果推广等的活动。
4. 科研档案管理的核心内容
    - 科研档案收集
    - 科研档案整理与归档
    - 科研档案管理和利用

【思考题】

（1）护理科研基金的申请渠道有哪些？
（2）中期检查的主要内容有哪些？
（3）科研经费使用和管理的原则有哪些？
（4）科研成果的形式与推广途径有哪些？

（万小娟）

笔记栏

第十一章

护理科研成果鉴定与申报奖项

学习要点

- **掌握**：① 护理科研成果鉴定的概念；② 护理科研成果鉴定的材料准备。
- **熟悉**：① 护理科研成果鉴定的基本过程；② 护理科研成果的主要奖项设置。
- **了解**：① 科研成果申报奖项的基本程序；② 科技查新。

第一节　护理科研成果鉴定

一、护理科研成果鉴定目的与范围

护理科研成果鉴定是指有关科技行政管理机关聘请同行专家，按照规定的形式和程序，对护理科研成果进行审查和评价，并作出相应的结论。护理科研成果鉴定是科技行政管理部门评价护理科研成果的方法之一。国家鼓励科研成果通过市场竞争、社会实践和生产实践，以及学术上的百家争鸣等方法得到评价和认可。

护理科研成果鉴定工作的目的是正确判别护理科研成果的质量和水平，促进护理科研成果的完善和科技水平的提高，加速护理科研成果的推广应用。

护理科研成果鉴定范围：列入国家和省、市科技计划内的应用技术成果，以及科技计划外的重大应用技术成果。应用技术成果包括新产品、新技术、新工艺、新材料、新设计和生物新品种等均可申请护理科研成果鉴定。护理科研成果鉴定分为检测鉴定、会议鉴定和函审鉴定三种形式。三种形式具有同等效力。

二、护理科研成果鉴定材料的内容与要求

1. 护理科研成果鉴定相关材料目录　　护理科研成果鉴定需提供大量的技术资料和文件，主要有：鉴定申请表、鉴定大纲、计划任务书或合同书（有或无）、研究工作（总结）报告、技术研究报告、经济效益、社会效益分析报告、测试报告（有或无）、用户使用报告、相关技术质量标准（如产品：包括企业标准、行业标准、国家标准）、成果查新报告以及其他有关材料（包括有关图纸、标准化审查报告、环境监测报告）。技术资料和有关文件的内容必须真实可靠，引用文献资料和他人技术必须说明来源，材料文件必须打印、装订整齐，符合档案部门的要求。

笔记栏

2. 护理科研成果鉴定主要相关材料的编写

（1）护理科研成果鉴定申请表：一般采用由科技主管部门印制的格式化表格，由申请单位组织填写。

(2) 鉴定大纲：作为护理科研成果鉴定活动的依据，是鉴定委员会技术文件之一，经鉴定委员会讨论通过后生效。鉴定大纲内容丰富，包含以下部分：项目名称、任务来源、完成单位、鉴定依据、鉴定内容和鉴定结论。其中，鉴定内容要综合考虑对任务完成情况以及成果价值的判定(是否完成计划任务书或合同中的内容和指标；技术资料是否齐全完整、符合规定；评价成果的创造性、先进性、实用性、可靠性、成熟性及效益；应用价值、推广条件和前景；成果的水平评价；存在问题及改进意见)。

(3) 研究工作报告：是对成果研究过程的工作总结。其主要内容包括课题研究任务来源、立项或选题背景及国内外研究现状情况；课题研究组织实施过程，可包括简略的课题研究主要内容、计划安排以及实施过程；结论主要是对研究成果创新性和先进性作一概括(包括存在什么缺点和问题)，以及成果推广应用前景等。

(4) 技术研究报告：是护理科研成果鉴定技术资料中的核心文件，是评价、审查成果新颖性、先进性、实用性的关键材料，是指导应用、推广的主要文件。内容主要包括技术方案论证、技术原理和技术路线、总体性能指标与国内外同类先进技术的比较、技术成熟程度、对社会经济发展和科技进步的意义、存在和需探讨的问题等基本内容。它的写法既不同于试验报告，又不同于一般的科技论文，它的特点是：系统性、综合性和对比性。

1) 系统性是指对研究(制)工作系统而全面的技术总结。

2) 综合性：① 将各项研究有机地组成一个整体；② 对研究成果作出综合的评估。

3) 对比性是与国内外同类技术相比较。撰写的基本原则和要求是，实事求是，不造假，不牵强，科学严谨，逻辑性强，观点鲜明，技术用语规范，数据准确可靠，计量单位统一而符合法规，附图清晰。

(5) 经济、社会效益报告：主要是将成果已取得和预计可能取得的经济、社会效益(包括环境效益)进行分析总结。经济效益和社会效益应以主要生产和应用单位财务部门的准确数额为基本依据，材料可以是财务部门的发票、税票等所有证明材料，能切实反映采用该项成果后在推荐前五年至现在所取得的新增直接效益，间接效益不能计入，并列出效益的计算方法和计算依据。

三、护理科研成果鉴定程序

成果鉴定首先由成果单位申请，市管理部门审查，邀请相关专家，组成专家鉴定委员会。鉴定由鉴定专家组组长主持，首先听取项目汇报(包括：工作报告、技术总结报告、经济与社会效益分析使用情况报告等)，随后鉴定专家进行资料审查、质疑，课题完成人员现场答疑，专家评议后审查鉴定意见书初稿，形成鉴定意见，专家签字通过后由鉴定专家组组长宣布鉴定意见。

四、护理科研成果登记

完成鉴定的成果必须在科技主管部门登记后才能申报成果奖，因此成果登记也是护理科研总结工作的重要步骤。成果登记的流程大致如下：按顺序将所有材料装订成册(要求左侧线装订，一式三份)，编写页码；送单位科技主管部门审核、盖章(其中鉴定证书单行本全部要求加盖单位红章)；省科技厅成果处审核、盖章，进行成果登记，发成果证书。最后，将装订的全套材料送交科技厅成果处、任务下达部门及单位科技处存档，成果鉴定工作才算完成。

五、护理科研成果查新

各级护理科研成果验收、评估、转化，申请国家发明专利以及课题开题报告往往都要求进行科技查新。科技查新(简称查新)，是指具有查新业务资质的查新机构根据查新委托人提供的需要查证其新颖性的科学技术内容，按照《科技查新技术规范》(GB/T 32003－2015)进行操作，并做出结论(查新报告)。

查新可以为护理科研成果的鉴定、评估、验收、转化、奖励等提供客观的文献依据；查新还能保证护理科研成果鉴定、评估、验收、转化、奖励等的科学性和可靠性。在这些工作中，若无查新部门提供可靠的查新报告作为文献依据，只凭专家小组的专业知识和经验，难免会有不公正之处，可能

笔记栏

会得不出确切的结论。这样既不利于调动科技人员的积极性,又妨碍成果的推广应用。高质量的查新,结合专家丰富的专业知识,便可防止上述现象的发生,从而保证鉴定、评估、验收、转化、奖励等的权威性和科学性。

科技查新是文献检索和情报调研相结合的情报研究工作,它以文献为基础,以文献检索和情报调研为手段,以检出结果为依据,通过综合分析,对查新项目的新颖性进行情报学审查,写出有依据、有分析、有对比、有结论的查新报告。也就是说查新是以通过检出文献的客观事实来对项目的新颖性做出结论。因此,查新有较严格的年限、范围和程序规定,有查全、查准的严格要求,要求给出明确的结论,查新结论具有客观性和鉴证性,但不是全面的成果评审结论。这些都是单纯的文献检索所不具备的,也有别于专家评审。

科技查新在概念上容易与文献检索及专家评审混淆。文献检索是针对具体课题的需要,仅提供文献线索和原文,对课题不进行分析和评价。专家评审主要是依据专家本人的专业知识、实践经验、对事物的综合分析能力以及所了解的专业信息,对被评对象的创造性、先进性、新颖性、实用性等做出评价。评审专家的作用是一般科技情报人员无法替代的,但具有一定程度的个人因素。

查新报告是科技信息机构出具的检索材料的查新结论报告。它是通过文献检索,以文献作依据,抓着具有实质性的内容、特征、性能、指标等,经过对比分析真实地反映查新项目在国内外所处的位置和技术水平。《科技查新技术规范》规定应由具有科技查新业务资质的信息咨询机构出具《科技查新报告》包括首页、正文及签名盖章等内容,正文为查新报告的核心,包括课题的技术要点:根据用户提供的研究报告及其他技术资料写出的课题的概要,重点表述主要技术特征、参数、指标、发明点、创新点、技术进步点等;检索过程与检索结果:包括对应于查新课题选用的检索系统、数据库、检索年限、检索词、检索式及检索命中的结果;查新结果:对查新课题与以上命中的结果进行新颖性及先进性对比分析,最后得出查新结论。

六、护理科研成果鉴定常出现的问题

由于工作经验的关系,有时科技成果鉴定工作中会出现一些低水平失误并导致成果鉴定失败。因此成果鉴定的申报准备工作非常重要。常见问题主要有:

(1)形式审查工作不细致(表格格式、完成人资格及排序、论文、论文作者、联合申报证明、动物合格证、行业准入及批文等)。

(2)成果内容简介未能突显出成果的创新点和价值所在。

(3)组织鉴定单位不符合要求(市卫生和计划生育委员会、医院、高校均没有组织鉴定权)。

(4)聘请的专家不符合要求(专家一般应具有副高以上技术职称、同学科专业、非成果完成单位人员、非成果完成人或其顾问、指导者、直系亲属)。

(5)科技成果鉴定证书不完善(较为常见的有:缺成果鉴定专用章、缺正副主任专家签名、缺页、缺专家函审意见表)。

第二节 护理科研成果申报奖项

一、护理科研成果奖项设置

笔记栏

在护理科研方面,我国的护理工作者取得了一系列成就,开发出了大量简便、实用的护理新技术和护理新产品,大大提高了护理的科技含金量。我国一贯重视护理科研成果的申报。各省、自治区、直辖市人民政府科技奖均接受护理领域科研成果申报奖项。根据设置主体的不同,科研成果奖项设置分为政府奖和社会团体奖两大类。

1. 政府奖　国家级科技奖励有国家最高科学技术奖、国家自然科学奖、国家技术发明奖、国家科学技术进步奖、国际科学技术合作奖；省级科技奖励有省科技进步奖（设特等奖、一等奖、二等奖和三等奖）；以及市级科技奖励。

2. 社会团体奖　国家级学会奖有中华医学科学技术奖、中华中医药学会科技奖、中华中西结合学会科技奖；中国商业联合会科学技术奖；省级学会奖有省医学会科技奖、省中医药学会科技奖、新技术引进奖等。为适应护理学科发展的需要，中华护理学会第21届常务理事会第2次会议于1992年审议设立了“护理科技进步奖”，并决定每逢单数年的“5.12”国际护士节颁奖。根据科技部《社会力量设立科学技术奖管理办法》的文件精神，中华护理学会在原“护理科技进步奖”的基础上，组织专家制定了《中华护理学会科技奖奖励办法》和《中华护理学会科技奖奖励办法实施细则》。2008年5月12日，中华护理学会第二十五届常务理事会第2次会议审议通过后上报中国科技部。2009年3月6日，中华人民共和国科技部批准为“中华护理学会科技奖”，每两年评选一次，逢单数年颁发。此奖项是全国护理行业的科学技术奖，授予在临床护理、护理教育、护理管理和社区护理等领域进行护理研究中做出突出贡献的护理科技工作者、单位和课题组，是中国护理学科最高奖。

知识拓展

中华护理学会科技奖设一等奖、二等奖、三等奖三个等级，每届授奖不超过50名。奖励范围包括基础研究与应用研究两个方面。基础研究主要是指在理论基础方面的研究成果，主要体现在以下几个方面：发现和提出对本学科领域发展有重要指导意义的新观点、新学说、新理论等研究成果；护理学基本理论的研究成果；软科学研究成果；标准、信息研究成果。应用研究成果主要是指在临床各专科护理、社区预防保健护理等领域的研究成果，主要体现在以下几个方面：临床护理新方法、新方案、新技术；社区预防保健等防治疾病的研究成果；护理用具、设备的研制成果；引进吸收、开发的国内外先进护理技术的研究成果。

二、申报程序

各级政府科技奖、各类社会团体奖的申报均有类似的申报程序。下面以中华护理学会科技奖为例介绍报奖流程。中华护理学会科技奖由各省、自治区、直辖市护理学会负责向中华护理学会推荐。中华护理学会科技奖实行限额推荐制度，每个推荐单位推荐人数不得超过5名，推荐单位依据规定的限额择优推荐。评审办公室对推荐项目材料进行形式审查；评审委员会按专业进行初审；公示初审结果；评审委员会召开评审会议，评定奖励项目和奖励等级。中华护理学会科技奖由中华护理学会对评审委员会的评审结果进行确认，并颁发证书、奖金。

中华护理学会从获得中华护理学会科技奖的项目中，择优向国家级奖励机构推荐。获得各省、自治区、直辖市人民政府奖、军队奖项和相当等级科技奖励的项目可以推荐中华护理学会科技奖。已获得国家级科技奖励的项目不得推荐中华护理学会科技奖。当年同时推荐国家科学技术奖励和中华护理学会科技奖的项目，由国家科学技术奖励工作办公室公告为建议授奖，项目后，自动终止该项目在中华护理学会科技奖的评审程序。

三、申报成果奖的注意点

在科技奖励工作中要想获得高水平的成果，必须加强科技奖励项目的选择、科技成果的管理、申报书的填写和相关材料的准备工作等。思想重视、积极主动是做好申报工作的前提。积极主动体现在早做准备，专利要抢先申请、论文要抢先发表，要采取多层次、多渠道、多形式进行成果推广，为成果获奖创造条件。积极做好申报材料的准备整理工作，有利于获得高等级的成果奖励。对所做的研究工作，要围绕一个专题进行系统组织、深入挖掘，利用各种成果申报表格充分展示自己的创新点和价值。在进入申报程序后，要重视成果答辩的组织、演练工作。

笔记栏

成果申报的时机选择非常重要。基础理论成果必须在论文发表一年以后申报,应用成果必须经过应用一年以上并取得较大经济效益后申报。在具体的报奖过程中,一些成果条件还不成熟,如论文还未发表,成果刚刚通过鉴定,还没有推广应用或应用单位很少,效益还没有真正体现出来就不应急于申报奖励。

在申报材料上报后要加强跟踪。科技奖励申报材料的上报,仅仅是报奖全过程的一个段落,还有许多工作需要去做,必须要做好奖励上报后的跟踪工作。如向上级主管部门汇报报奖成果的概况及意义水平。加深他们对项目的了解,并把掌握的信息和上级精神向下反馈,必要时及时补充和完善报奖材料;对上级部门就报奖成果提出的具体问题,要及时、负责地向上级说明和解释;对未评上的成果要了解其原因,找出不足,为下一次申报奠定基础。

护理科技成果奖励申报过程是一个严格的综合管理过程,只有采有科学的管理方法严格控制各阶段的管理质量,才能提高护理科技成果获奖的成功率。

小　结

护理科研成果鉴定的概念:是指有关科技行政管理机关聘请同行专家,按照规定的形式和程序,对护理科研成果进行审查和评价,并作出相应的结论。

【思考题】

(1) 简述护理科研成果鉴定的概念。

(2) 科技查新包括哪些内容?

(王劲松)

笔记栏

第十二章

护理研究专利的申请

学习要点

- **掌握**：① 护理研究专利的基本概念和意义；② 护理研究专利的检索方法；③ 护理研究专利的申请类型、授予原则和申请流程。
- **熟悉**：① 受理专利申请的部门；② 专利申请的步骤；③ 护理研究专利申请所需文件资料。
- **了解**：中国护理研究专利的发展现况。

第一节 概　　述

一、专利的基本概念和意义

1. 专利的基本概念　　专利是受法律规范保护的发明创造，指专利申请人向国家审批机关提出一项发明创造的专利申请，经依法审查合格后被授予的在规定时间内对该项发明创造享有的专有权。在不同的国家有不同类型的专利法规，我国专利法包括：发明专利、实用新型专利和外观设计专利；在部分发达国家中分类：发明专利和外观设计专利。

《中华人民共和国专利法》对发明的定义是："对产品、方法或者其改进所提出的新的技术方案。"《中华人民共和国专利法》对实用新型的定义是："对产品的形状、构造或者其结合所提出的适于实用的新的技术方案。"同发明一样，实用新型保护的也是一个技术方案；《中华人民共和国专利法》对外观设计的定义是："对产品的整体或者局部的形状、图案或者其结合以及色彩与形状、图案的结合所作出的富有美感并适于工业应用的新设计。"

2. 专利的基本意义　　专利是知识产权中的高科技含量的重要组成部分，对知识产权战略和企业研发活动具有重要意义。据世界知识产权组织（WIPO）统计：专利信息是世界上最大的公开技术信息源之一，它包含了世界上 90%～95%的技术信息，并且技术信息的公开要比其他载体早 1～2 年；有效运用专利情报，可平均缩短研发时间 60%，节省研发费用 40%。在世界研发平均产出中，与其他活动相比，专利经济价值超过了 90%。

二、护理研究专利的基本概念和意义

1. 护理研究的基本概念　　护理研究是指从实践中发现需要研究的护理问题，通过科学方法有系统地研究或评价该护理问题，并直接或间接地用以指导护理实践的过程，通过研究改进护理工作，提高护理质量。

2. *护理研究专利的基本概念* 护理研究专利属于护理科研成果的一种。护理科研成果是在护理领域内通过研究取得的具有一定学术意义或实用价值,并可以直接或间接地应用于护理实践中的创造性成果。它以论文、专著、图书、调查报告、专利等形式表现出来。

3. *护理研究专利的基本意义* 通过护理专利申请,不仅可以树立护理形象、提高护理工作效率和质量,更能够体现护理价值。此外,护理研究专利的经济效益与企业不同,它不是独立存在的,其表现形式是患者受益,服务于社会。所以说,护理研究专利是以社会效益为前提,以减轻患者病痛、尽快恢复患者健康为目的,以提高全民族的身体素质为最终目标,其经济效益是无法用金钱来衡量的,它潜在于社会效益之中,被社会所分享。即,将护理专利更合理地应用到临床,服务于患者,提高护理服务质量,是护理工作的重要目标之一。

第二节 护理研究专利的检索方法和中国发展现况

一、护理研究专利的检索方法

通过中国知网(CNKI)收录的护理研究专利进行检索,可以同时结合中华人民共和国国家知识产权局专利检索和 Soo PAT 专利检索与分析专利搜索网站。CNKI 对专利文献的收录是相当全面的。中华人民共和国国家知识产权局网站的专利检索对护理没有专门的分类,可以将 CNKI 检索到的护理研究专利再到中华人民共和国国家知识产权局网站来检索其法律状态。登录中国知网(http://www.cnki.net),点击专利检索,在“医药卫生科技”类目下选择“临床医学”,再选“护理学”,可以检索到专利权人等信息;CNKI 专利数据库收录了 1985 年 9 月以来的所有专利,该数据库相较于其他专利数据库的显著优势是每件专利均附加了产生的背景和最新发展动态以及发明人相关的最新文献、科技成果、相关领域的发展趋势等,信息全面广泛,更新迅速,使用便捷。

二、中国护理研究专利的发展现况

1. *护理研究专利总体情况* 我国从 1985 年开始实行《中华人民共和国专利法》并受理专利申请,经过 20 多年的努力,我国的知识产权法律法规体系基本建成,并与世界接轨,专利申请量和授权量迅速增长。截止到 2012 年 12 月 31 日,在中国的护理研究专利申请数量总共为 8 142 件,占到临床医学的 17%(网站对专利的收录中,护理研究专利属于临床专利的分支),占到医药科技卫生的 2%。总的来说,护理研究专利的申请情况并不理想。虽然近几年护理人员的科研水平一直在不断提升,但是由于学科发展较晚,护理高素质人才刚刚起步,很多硕士研究生、博士研究生都刚工作不久,还没有丰富的临床经验,可能在十年以后护理研究专利的申请量会有一个突飞猛进的变化。在申请的8 142件护理研究专利中,包括发明专利 736 件,实用新型专利 7 406 件,外观设计专利 0 件,所占的比例分别为发明专利 9%,实用新型专利 91%,外观设计专利 0%。说明我国护理研究专利中还是以实用新型专利居多。发明专利是专利中科技含量最高的一类,比如“一次性胃肠营养滤过输注袋”就属于发明专利;实用新型专利较发明专利更实用一些,但技术水平要低一些,比如“病员卡”“带有固定架的胃管”等;外观设计专利主要是对艺术的保护设计专利,所以很少涉及在护理领域的应用。

2. *护理研究专利的申请趋势* 对 1985～2012 年的护理研究专利按申请年代进行总体态势分析可得出:自 1985 年以来,我国护理研究专利的申请量总体呈逐年增加的趋势。就发明专利来看,我国护理人员申请发明专利的数量在逐年增加,但每年申请量的差异不大;就实用新型专利来看,我国护理人员申请实用新型专利的数量也在逐年增加。总的来说,发明专利的增长速度波动较大,专利总量和实用新型专利的增长速度波动较小。

笔记栏

3. *护理研究专利技术热点分布*　对1985～2012年的8 142件护理研究专利进行IPC大组技术构成分析，前五类别为：

(1) A61G12/00(本小类A61G1/00至A61G11/00组中不包含的诸如用于医院的护理设备，如运送药品或事物的手推车；处方单)有2 022件。

(2) A61G7/00(专用于护理的床；提升患者或残疾人的装置)有1 508件。

(3) A61J9/00(一般喂饲瓶)有1 060件。

(4) A61G9/00(卧床患者用的便盆、尿壶或其他卫生用具；它们的清洁用具，如与便尿壶相结合的)有1 049件。

(5) A61J7/00(喂口服药用具如汤匙；丸药计数器；用于指示时间或提醒服药的装置)有997件。

从中可以看出，护理研究专利申请主要在这些类别，说明护理专利集中在护理操作较多的方面，护理研究紧扣护理工作需求，实用性较强。

第三节　护理研究专利的申请条件

一、护理研究专利的申请类型和授予原则

1. *专利的申请类型*　专利申请分发明、实用新型和外观设计三种类型。

(1) 针对产品、方法或者改进所提出的新的技术方案，可以申请发明专利。

(2) 针对产品的形状、构造或者其结合所提出的适于实用的新的技术方案，可以申请实用新型专利。

(3) 针对产品的形状、图案或者其结合以及色彩与形状、图案的结合所作出的富有美感并适于工业应用的新设计，可以申请外观设计专利。

2. *专利授予原则*　授予专利权的发明和实用新型，应当具备新颖性、创造性和实用性。

(1) 新颖性：是指该发明或者实用新型不属于现有技术；也没有任何单位或者个人就同样的发明或者实用新型在申请日以前向国务院专利行政部门提出过申请，并记载在申请日以后公布的专利申请文件或者公告的专利文件中。

(2) 创造性：是指与现有技术相比，该发明或实用新型具有突出的实质性特点和显著的进步。

(3) 实用性：是指该发明或者实用新型能够制造或者使用，并且能够产生积极效果。

授予专利权的外观设计，应当不属于现有设计；也没有任何单位或者个人就同样的外观设计在申请日以前向国务院专利行政部门提出过申请，并记载在申请日以后公告的专利文件中。

二、护理研究专利申请所需文件资料

1. *有关的文件和材料*　例如，与申请项目相近或相似的专利文件、文献、期刊、图纸等。

2. *书面技术资料*

(1) 申请项目所属技术领域及应用的范围，以及现有技术中实现与申请项目相同或相似效果的技术措施、技术手段，方法或方式。

(2) 所申请项目的发明目的，需要解决哪些技术问题。

(3) 用文字以及附图详细描述实现所申请项目发明目的的技术措施、技术特征。例如，所申请的项目是一种产品，技术措施及技术特征是指：产品的结构、各零件的连接、布局、相互关系及它们在所申请项目中所起的作用，各零部件间的组合方式和详细的动态方式。所申请的是一种方法，技术措施和技术特征是指的工艺、工艺参数及工艺中有关细节。此外，还应提供所申请项目的至少一个具体实

笔记栏

例(这里的具体实例不是指模型或实物,而是表现具体实例的附图和文字说明,只有在通过图纸和文字仍无法说明所申请项目的技术措施时才可能提供模型或实物,用以说明所申请的主题)。

所提供的图纸应当用碳素笔绘制于 A4 纸上,图面上不应有文字、图框线和尺寸线、尺寸标注,各零件及部件可用数字(1、2、3……)标出,并在另一张纸上写出各标号所代表的零件名称。

(4) 所申请项目的实验数据、结果,或者试验中所产生的现象。

(5) 结合具体实例和实(试)验结论,客观地说明发明的优点和缺点。如无实验数据,或实验结论,发明人应当对发明进行客观分析,推断发明可能有的优缺点。

(6) 发明人认为的所申请项目与现有技术在技术特征上的不同之处。

(7) 发明人认为应当属于技术秘密的内容。

3. 申请文件

(1) 申请发明专利的,申请文件应当包括:发明专利请求书、说明书(必要时应当有附图)、权利要求书、摘要及其附图,各一式两份。

涉及氨基酸或者核苷酸序列的发明专利申请,说明书中应包括该序列表,并把该序列表作为说明书的一个单独部分提交,同时还应提交符合国家知识产权局规定的记载有该序列表的光盘或软盘。

(2) 申请实用新型专利的,申请文件应当包括:实用新型专利请求书、说明书、说明书附图、权利要求书、摘要及其附图,一式两份。

(3) 申请外观设计专利的,申请文件应当包括:外观设计专利请求书、图片或者照片,各一式两份。要求保护色彩的,还应当提交彩色和黑白图片或者照片各一份。提交图片的,两份均应为图片,提交照片的,两份均应为照片,不得将图片或照片混用。如对图片或照片需要说明的,应当提交外观设计简要说明,一式两份。

三、受理专利申请的部门

申请人申请专利时,应当将申请文件直接提交或寄交到国家知识产权局专利局受理处(以下简称"专利局受理处"),也可以提交或寄交到国家知识产权局设立的专利代办处,目前在北京、沈阳、济南、长沙、成都、南京、上海、广州、西安、武汉以及郑州、天津、石家庄、哈尔滨、长春设立国家知识产权局专利代办处;国防专利分局专门受理国防专利申请。

办理专利申请应当提交必要的申请文件,并按规定缴纳费用。专利申请必须采用书面形式或者电子申请的形式办理。不能用口头说明或者提供样品或模型的方法,来代替或省略书面申请文件。在专利审批程序中只有书面文件才具有法律效力。各种手续文件都应当按规定签章,签章应当与请求书中填写的姓名或者名称完全一致。签章不得复印。涉及权利转移的手续,应当有全体申请人签章,其他手续可以由申请人的代表人签章办理,委托专利代理机构的,应当由专利代理机构签章办理。办理的手续要附具证明文件或者附件的,证明文件与附件应当使用原件或者副本,不得使用复印件。如原件只有一份的,可以使用复印件,但同时需要附有公证机关出具的复印件与原件一致的证明。

发明或者实用新型专利申请文件应按下列顺序排列:请求书、说明书摘要、摘要附图、权利要求书、说明书、说明书附图和其他文件。外观设计专利申请文件应按照请求书、图片或照片、简要说明顺序排列。申请文件各部分都应当用阿拉伯数字分别顺序编号。

第四节 护理研究专利的申请程序

笔记栏

一、护理研究专利的申请流程

1. 申请主体 区分职务发明创造与非职务发明创造的权利人。

（1）职务发明创造：执行本单位的任务或者主要是利用本单位的物质技术条件所完成的发明创造为职务发明创造。职务发明创造申请专利的权利属于该单位；申请被批准后，该单位为专利权人。

（2）非职务发明创造：申请专利的权利属于发明人或者设计人；申请被批准后，该发明人或者设计人为专利权人。

2. 受理部门　国务院专利行政部门（国家知识产权局）负责管理全国的专利工作；统一受理和审查专利申请，依法授予专利权。省、自治区、直辖市人民政府管理专利工作的部门负责本行政区域内的专利管理工作。

3. 申请流程简述

（1）申请发明或者实用新型专利的，应当提交请求书、说明书及其摘要和权利要求书等文件。

请求书应当写明发明或者实用新型的名称，发明人的姓名，申请人姓名或者名称、地址，以及其他事项。

说明书应当对发明或者实用新型作出清楚、完整的说明，以所属技术领域的技术人员能够实现为准；必要的时候，应当有附图。摘要应当简要说明发明或者实用新型的技术要点。

权利要求书应当以说明书为依据，清楚、简要地限定要求专利保护的范围。

依赖遗传资源完成的发明创造，申请人应当在专利申请文件中说明该遗传资源的直接来源和原始来源；申请人无法说明原始来源的，应当陈述理由。

（2）申请外观设计专利的，应当提交请求书、该外观设计的图片或者照片以及对该外观设计的简要说明等文件。

申请人提交的有关图片或者照片应当清楚地显示要求专利保护的产品的外观设计。

（3）一件发明或者实用新型专利申请应当限于一项发明或者实用新型。属于一个总的发明构思的两项以上的发明或者实用新型，可以作为一件申请提出。

一件外观设计专利申请应当限于一项外观设计。同一产品两项以上的相似外观设计，或者用于同一类别并且成套出售或者使用的产品的两项以上外观设计，可以作为一件申请提出。

4. 审批流程简述

（1）发明专利

1）初步审查：专利行政部门收到发明专利申请后，经初步审查认为符合要求的，自申请日起满十八个月，即行公布（也可以根据申请人的请求早日公布其申请）。

2）实质审查：发明专利申请自申请日起三年内，专利行政部门可以根据申请人随时提出的请求，对其申请进行实质审查；申请人无正当理由逾期不请求实质审查的，该申请即被视为撤回。发明专利的申请人请求实质审查的时候，应当提交在申请日前与其发明有关的参考资料。

3）驳回或授予：专利行政部门对发明专利申请进行实质审查后，认为不符合本法规定的，应当通知申请人，要求其在指定的期限内陈述意见，或者对其申请进行修改；无正当理由逾期不答复的，该申请即被视为撤回。发明专利申请经申请人陈述意见或者进行修改后，专利行政部门仍然认为不符合规定的，应当予以驳回。

发明专利申请经实质审查没有发现驳回理由的，由专利行政部门作出授予发明专利权的决定，发给发明专利证书，同时予以登记和公告。发明专利权自公告之日起生效。

（2）实用新型和外观设计专利：该类申请经初步审查没有发现驳回理由的，由专利行政部门作出授予实用新型专利权或者外观设计专利权的决定，发给相应的专利证书，同时予以登记和公告。实用新型专利权和外观设计专利权自公告之日起生效。

笔记栏

二、专利申请的步骤

1. 准备申请文件　包括请求书、说明书、权利要求书、说明书附图、说明书。外观设计类的专利要有请求书、图片或照片、简要说明。可去国家专利局服务点索取相应的表格。申请文件的格式

要注意以下几项:

(1) 用黑色笔迹填写,要求字迹清楚,无涂改。

(2) 使用中文简体字。

(3) 表格表单使用,不能分栏写。

(4) 实用标准表格、A4 纸,一式两份。

(5) 附图需用黑色墨水盒绘图工具制作。

(6) 按顺序编写页码。可去官方网站下载写作范文。

2. 提交材料　可以选择两种方式提交材料。

(1) 直接去专利局大厅或地方的专利代办窗口交。

(2) 通过邮寄的方式递交,但是只能使用 EMS。快递、平信都不要用。

3. 接受国家专利局下发的受理通知书　通知书发放意味着专利的申请正式进入审批流程。

4. 缴纳申请费　除直接去专利局收费处、专利局代办处缴费外,还可通过银行或者邮局汇款缴纳申请费,在缴纳费用时,应注意写申请号,并要求银行或邮局的工作人员录入专利申请号、名称、地址、邮编等。但是不应直接邮寄现金给专利局。注意要在接到受理通知书之日起 15 个工作日内缴费。

5. 专利局对申请审查　首先初步审查,对于除了发明之外的专利申请,只要初审合格,则可授权专利,不合格的修改重新提交。对于发明专利,则需要先初步审查,合格之后,还要进行实质审查,只有在实质审查之后,才能获取专利。对于实质审查,有的可立即进行,有的则需 18 天之后才能进行。

小　结

1. 中国护理研究专利的发展现况
   - 护理研究专利总体情况
   - 护理研究专利的申请趋势
   - 护理研究专利技术热点分布

2. 专利授予原则
   - 新颖性
   - 创造性
   - 实用性

3. 护理研究专利申请所需文件资料
   - 有关的文件和材料
   - 书面技术资料
   - 申请文件

4. 护理研究专利的申请流程
   - 申请主体
   - 受理部门
   - 申请流程简述
   - 审批流程简述

5. 专利申请的步骤
   - 准备申请文件
   - 提交材料
   - 接受国家专利局下发的受理通知书
   - 缴纳申请费
   - 专利局对申请审查

笔记栏

【思考题】

（1）护理研究专利的意义有哪些？

（2）护理研究专利的检索方法有哪些？

（3）护理研究专利的授予原则有哪些？

（4）护理研究专利申请所需文件资料包括哪些？

（祝娉婷）

笔记栏

推荐补充阅读书目及网站

李峥，刘宇.护理学研究方法.北京：人民卫生出版社，2012.

李康等.医学统计学. 6 版. 北京：人民卫生出版社，2015.

何国平等. 护理科研.长沙：中南大学出版社，2014.

刘晓虹，李小妹.心理护理理论与实践.人民卫生出版社，北京：2012

Rose Marie Nieswiadomy.护理研究概论.赖裕和总校阅，魏玲玲，徐美玲，王佳慧，王淑怡译. 台北市：五南图书出版股份有限公司，2007.

程金莲.护理研究过程及论文写作.北京：中国科学技术出版社，2004.

李秋芳.护理学研究.郑州：郑州大学出版社，2011.

徐南麓等. 护理研究导论. 台北市：华杏出版社，2003.

孙继红等. 护理科研.北京：人民军医出版社，2010.

孟俊娥. 专利检索策略及应用. 北京：知识产权出版社，2010.

刘雁等.护理研究.4 版.北京：科学出版社，2012.

中华护理学会.http://www.cna-cast.org.cn.

科学基金共享服务网. http://npd.nsfc.gov.cn.

美国护士协会. http://www.nursingworld.org/.

英国护理及助产局.http://www.nmc-uk.org/.

中国知网. http://www.cnki.net/.

OALib：http://www.oalib.com/.

术语在线：http://www.termonline.cn/.

世界数字图书馆：https://www.wdl.org/zh/.

百度学术：http://xueshu.baidu.com/.

国家自然科学基金委员会.http://www.nsfc.gov.cn/.

中华人民共和国国家知识产权局.http://www.sipo.gov.cn/.

主要参考文献

林征.从实践出发，借助文献确立选题.中国护理管理，2014，03：231－233.

胡雁.护理研究.北京：人民卫生出版社，2010.

中华护理学会.科技奖.http://www.cna-cast.org.cn/showCls.asp? bigid=17&sml Id=/2018－07－28.

琼林. 质性研究资料分析方法应用的调查. 李玉玲译. 中国护理管理，2007，10：16－18

屈欢，姜桂春，董雯，等.肿瘤专业临床研究护士职责理论框架的扎根理论研究.护理学杂志，2016，31(23)：46－49.

吴文芳，冷婧，王贞慧，等.扎根理论在国内专科护士培养领域准入研究中的应用.护理研究，2016，30(17)：2140－2144.

刘柳，谢素丽，郭瑞，等. 中老年住院患者冠心病健康素养与健康服务利用的关系研究. 护士进修杂志，2016，31(2)：116－120.

郑文燕，程立宏，胡雁，等. 眼部护理循证标准在重症监护患者中的应用. 中华护理杂志，2012，10：903－905.

国家自然科学基金委员会.科学基金共享服务网.http://npd.nsfc.gov.cn/anyword Search! search.action/2017－08－04.

全国哲学社会科学规划办公室.国家社科基金项目数据库.http://gp.people.com.cn/ yangshuo/skygb/sk/index.php/Index/seach/2017－08－04.

谢映，王巧霜，潘茹，等. 产前焦虑/抑郁障碍心理护理的探讨，护士进修杂志，2005，20(2)：138－140.

许 燕，肖焕新，王秋芳. 小组考核在护理学基础操作技能考核中的应用，卫生职业教育，2014，32(2)：135－136.

高 莉，孙林霞，朱玉红. 氧化锌粉在脑卒中患者压疮护理中的疗效观察，护理实践与研究，2012，9(20)：34－35.

邢秀雅. 孕妇饮食模式及其与妊娠结局关联的队列研究，安徽医科大学硕士学位论文，2010.

饶和平.实用护理科研训练.杭州：浙江大学出版社，2014.

顾琼，姜丽，桑青松. 某校大一新生的角色期望与心理健康相关研究，中国校医，2008，22(4)：408－410.

徐慧，汤天娟. 饮食护理干预对胃溃疡患者的营养状况的影响观察，内蒙古中医药：2014，36：134－135.

李秋芳. 护理学研究. 郑州：郑州大学出版社，2011.

王红红. 护理学研究学习指导. 长沙：中南大学出版社，2009.

李峥. 护理研究中的质性研究一，中国护理管理，2007，7(4)：78－80.

李峥. 护理研究中的质性研究二，中国护理管理，2007，7(5)：78－80.

李峥. 护理研究中的质性研究三，中国护理管理，2007，7(6)：76－78.

方积乾，等. 卫生统计学.7 版.北京：人民卫生出版社，2010.

陈启光，等. 医学统计学.3 版.南京：东南大学出版社，2013.

李湘鸣，等. SPSS 10.0 常用生物医学统计使用指导.南京：东南大学出版社，2008.

肖顺贞.护理研究.北京：人民卫生出版社，2006.

刘宇.护理研究.上海：上海科学技术出版社，2010.

肖顺贞.护理研究.北京：人民卫生出版社，2006.

贲长恩.医学科研基本思路方法与科研程序.北京：科学出版社，2003.

李淮涌，殷明.医院科技创新的复杂特性及科研团队管理策略.中华医学科研管理杂志.2017，(1)：23－25.

白波.科研项目管理评.北京：知识产权出版社，2010.